薬を使わない薬剤師が教える

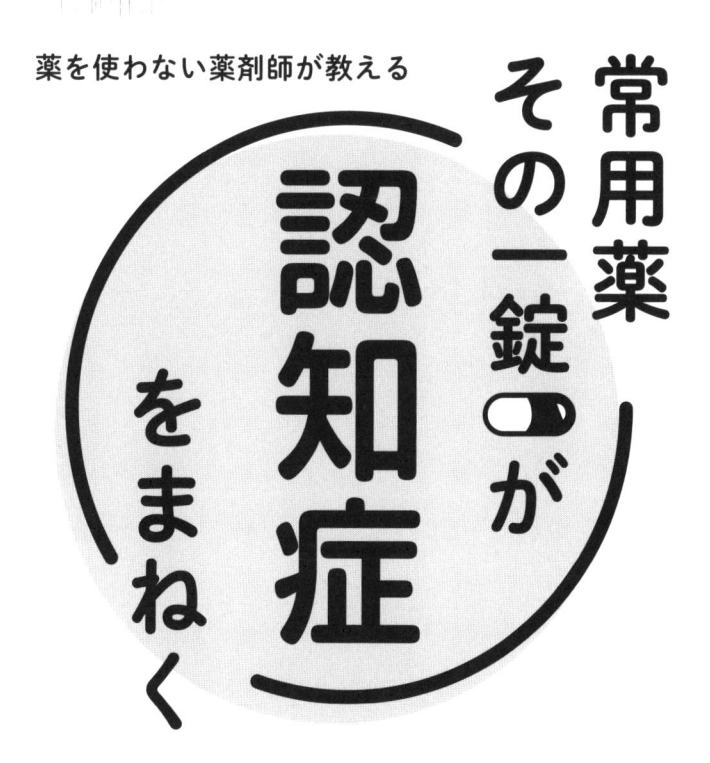

常用薬 その一錠が 認知症をまねく

薬剤師・栄養学博士
宇多川久美子

河出書房新社

はじめに

◆持病薬や市販薬の長期服用が、認知症の温床に

厚生労働省が2024年5月に発表した調査では、2022年、認知症と診断された高齢者が443万人、軽度認知障害（MCI）が559万人であると推計しました。これは高齢者の27・8％（およそ4人に1人）が認知症かその予備軍ということになり、現代の日本では誰もが認知症になりうる状況になってきていることを示しています。

認知症は発症した当人の不安もさることながら、夜間に徘徊《はいかい》を繰り返す、イライラして暴言を吐く、何日もお風呂に入らない、自分の排泄物の認識ができないなど、介護する家族の負担や心労は計り知れません。私自身も同居していた夫の祖母と義父母の認知症介護をしてきました。

そして、いま現在は健康に暮らしている人も、数年後には認知症を発症するかもしれず、実際に誰が発症しても不思議ではありません。65歳以上のおよそ4人に1人となれば、とても他人事といえる状況ではないでしょう。

なぜ認知症がこんなにも増えているのだろうと考えた時、これまで**医療機関で処方されてきた持病薬や、ドラッグストアで買って常備している風邪薬や胃腸薬が、認知症の引き金になっている可能性がある**ことに気付くのです。

これらの薬には、**抗コリン作用という共通点があります。抗コリン作用とは、アセチルコリンという神経伝達物質の過剰な働きを抑える作用のことです。**アセチルコリンは、体液の分泌や内臓の働きなどを制御している副交感神経に作用するため、その機能を低下させることで、過剰な消化管の働きや胃酸の分泌を抑えていきます。

その一方で、**アセチルコリンは脳においても、神経伝達物質として働いているため、風邪薬や胃腸薬などの長期服用が、認知機能の低下を招くことが心配されるのです。**

◆アクセルとブレーキを同時に踏む治療の矛盾

認知症の中でも最も患者数の多いアルツハイマー型認知症は、脳内にアミロイドβ《ベータ》というゴミタンパクが蓄積したり、それから形成される老人斑《はん》という沈着物が増えたりすることで神経細胞が変性、死滅し、それによって脳が委縮して記憶や認知の機能が低下する病気であるといわれています。

しかし、脳に同様の異変が生じていた人でも、生前には認知機能にまったく問題がなかったという信用性の高いデータも数多く報告されていますから、こうした脳内の異変は結果であって、原因とはいえません。つまり、**認知症はいまだ原因が解明されていない病気だということを、まず知っておいてください。**

また、アルツハイマー型認知症では脳内のアセチルコリンが不足していることがわかっているので、これまでの**抗認知症薬のメカニズムは、アセチルコリンを補うことが目的**です。一方の持病の治療薬や常備薬では、アセチルコリンの働きにブレーキをかけ、認知症が発症してからは、せっせとアセチルコリンを増やすといった**ブレーキ**

とアクセルを同時に踏んでいる矛盾だらけの治療が、現実には行われているのです。

そもそも原因のわからない認知症という病気に、治療薬と称する薬が存在すること自体が疑問ですが、その目的は**「症状の進行を遅らせること」**であって、決して治癒が望める薬ではありません。

副作用の現れ方も人それぞれ。**フランスでは４種類の抗認知症薬が効果よりも副作用の重篤《じゅうとく》さが注目されて、２０１８年には保険適用除外となっています**（１１３ページ参照）。

それでも、私たちは抗認知症薬に頼るべきでしょうか。この本では、こうしたことをみなさんに知っていただき、薬に頼らず「人生１００年時代」を生き抜く知恵を身につけてほしいと願っています。

宇多川久美子

目次

第2章 常用薬が認知症の引き金に

第3章 抗認知症薬としくみ

第4章 認知症を予防するには

第5章　認知症患者さんへの向き合い方

序章

認知症を加速させる原因はこんなにある！

平均寿命と健康寿命の差は約10年間もある！

日本は世界的な長寿国として知られています。２０２３年の厚生労働省の統計によれば、日本人の平均寿命は男性81・49歳、女性87・60歳。日本全体の平均寿命は約84・55歳で世界的に見てもトップクラスです。１００歳以上の長寿者は9万人を超えています。

みなさんは、平均寿命とは別に、「健康寿命」という物差しがあるのをご存じでしょうか。健康寿命とは、「元気で自立して過ごせる期間」のことです。国勢調査をもとに5年ごとに更新される最新データの２０１９年版では、**健康寿命は男性72・68歳、女性75・38歳**となっています。70代といえば、まだまだ元気な高齢者のイメージがありますから、衝撃のデータです。**健康寿命と平均寿命では、男性で約8・7年、女性では約12年もの開きがあることがわかります。**

男女の健康寿命と平均寿命との差

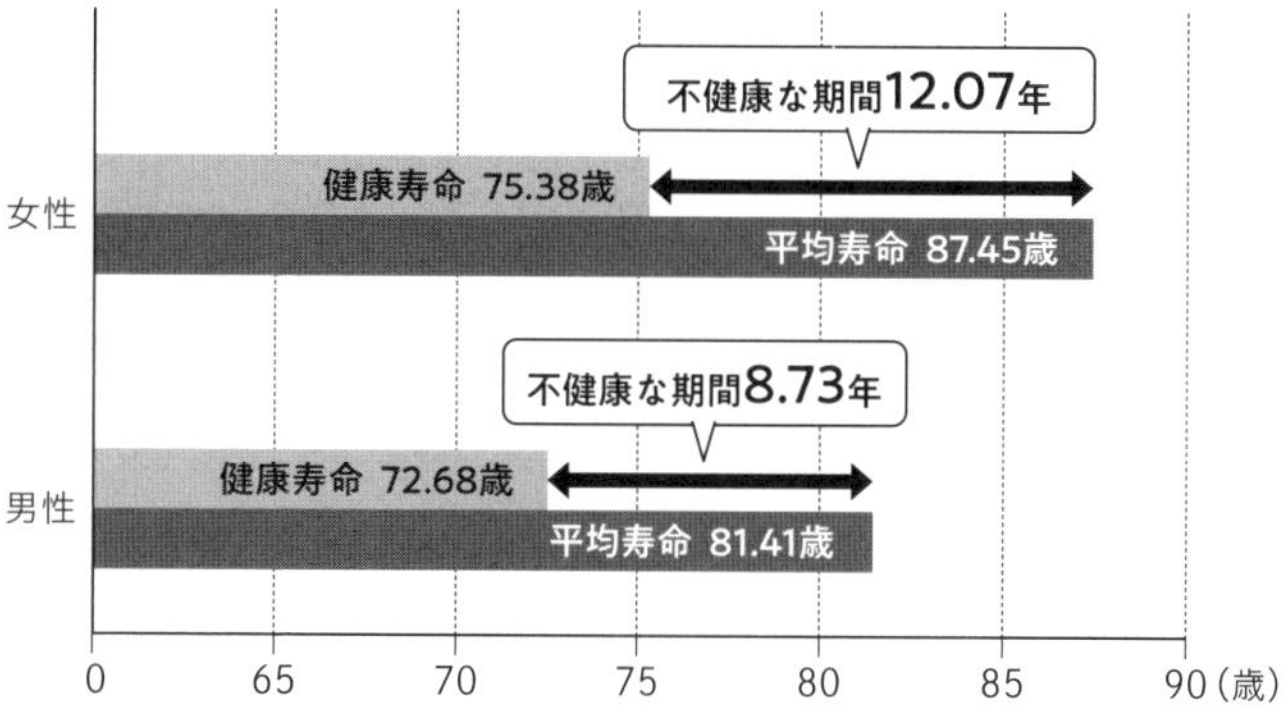

出典：厚生労働省e-ヘルスネット「平均寿命と健康寿命」（2019年）より作成。
https://www.e-healthnet.mhlw.go.jp/information/hale/h-01-002.html（2022.12.5）

つまり、何らかの医療や介護の手助けが必要な**「健康とはいえない期間」が、人生の最後で10年前後もあるということ。**これは、かなり現実的で切実な問題でしょう。

高齢になるほど病気になることが増えますから、当然、医療や介護の現場にかかる費用や負担が深刻になっていきます。実際に、要介護認定される割合をみると、2020年では75歳以上の32・3%。約3人に1人が要介護の状態です（註1）。

そして、高齢者の医療費の自己負担

註1　令和5年版高齢社会白書（全体版）

額は1～3割ですが、残りは社会保険で賄《まかな》われています。その財源はもちろん税金なのですが、日本薬剤師会では、在宅の後期高齢者の人だけでも、年間500億円分もの残薬があると報告しているのです。

病院や診療所（クリニック・医院）では、大量の薬がせっせと処方されており、現実には、「飲みきれない」「飲み忘れた」「足りなくなると困る」という理由で残薬の山が築かれていくばかり……。認知症の発症が加速していく背景には、薬の大量消費国ならではの理由があるのです。

❖認知症の原因はいまだ仮説の段階に過ぎない

そもそも認知症とは、どんな病気で、どんな治療が行われているのでしょうか。くわしくは第1章で説明しますが、まずはその要点だけをみていくことにしましょう。

認知症の種類と割合

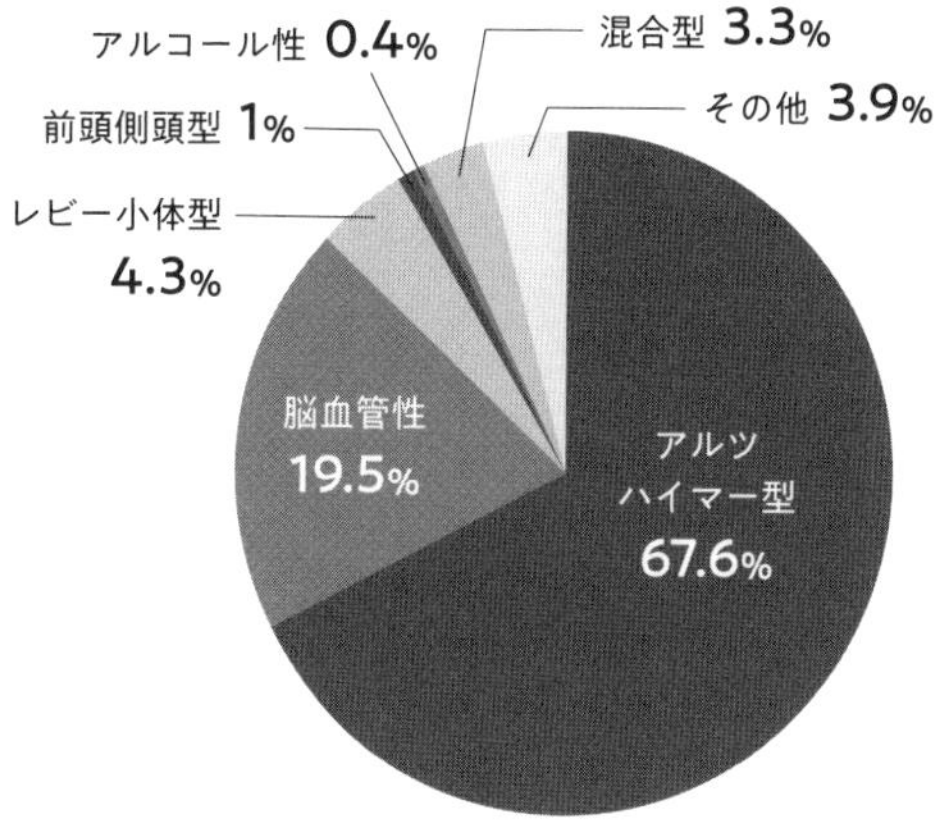

出典：「都市部における認知症有病率と認知症の生活機能障害への対応」（平成25年5月報告）を引用

認知症は、「認知機能の障害によって、社会生活をすることが困難になる病気の総称」です。

最も患者数の多い**アルツハイマー型認知症（以下、アルツハイマー型）**をはじめとして、**脳血管性認知症（以下、脳血管性）**、**レビー小体型認知症（以下、レビー小体型）が三大認知症**といわれ、前頭側頭型認知症（ＦＴＤ）などのタイプも増えています。

アルツハイマー型は、先に述べたように脳にアミロイドβというゴミタンパクが蓄積したり、それから形成される老人斑という沈着物が増えたりすることで神経細胞が変性したり、死滅したりして脳が委縮されることが指摘されています。これが、認知症の原因といわれている「アミロイドβ仮説」ですが、仮説なので本当のところはまだわかりません。

レビー小体型では、大脳皮質にレビー小体という毒性の強いタンパク質の蓄積がみられることから、こう呼ばれています。レビー小体型が脳幹に出現するとパーキンソン病を発症するため、合併症状がみられることが少なくありません。

これらの認知症では、アセチルコリンという興奮系の神経伝達物質が不足しているため、現在使用されている抗認知症薬のうち、新薬を除く4種類は、主にアセチルコリンを増やすことを目的としています。アセチルコリンは、脳内では記憶や認知に関与し、末梢では副交感神経を働かせて筋肉などを動かす作用があります。

アセチルコリンはコリンエステラーゼという酵素で分解されるため、この酵素の働きを阻害して、アセチルコリンの減少を抑えるのが抗認知症薬のしくみです。このように、抗認知症薬は「病気の進行を遅らせることが狙い」であり、「治癒が期待できるものではない」のです。

治療は二次的な症状を抑えて、進行を遅らせること

さらに、認知症がやっかいなのは、**中核《ちゅうかく》症状**（基本的な症状）である認知機能の低下に伴って、さまざまな**周辺症状**（**中核症状に付随して発生する二次的な症状**）が出現することです。周辺症状は、ＢＰＳＤ（行動・心理症状）ともいい、行動面では徘徊、多動、暴言、暴力、心理面では、うつ、不安、妄想、幻覚などが現れます。そうした症状に対して、いろいろな薬が適用されていきます。

現在の**標準的な認知症治療は、こうした周辺症状を薬でコントロールしながら、中核症状である認知機能の低下の進行をなるべく遅らせること**なのです。実際、中核症

状より周辺症状のほうが、家族などの介護者を悩ませることが多いので、薬が使われる場面が増えてきます。薬の効き方は、個人差が大きいので、効きすぎてしまうこともあれば、新たな症状が現れることも少なくありません。これが、病気の進行なのか、薬の副作用なのか、実際には、その判断も難しいところです。

脳血管性の場合には、脳梗塞や脳出血が原因となりますから、まずはそちらの治療を優先させることになります。前頭側頭型認知症は、理性や意欲に関わる前頭葉と、言葉の意味を理解する側頭葉が障害されるタイプです。人格が変わるといわれるピック病が含まれており、現行の抗認知症薬は適用されません。

認知症加速の裏には、薬の使い過ぎがあった!!

認知症を発症させたり、悪化させたりする要因に、多様で大量の薬の服用があるのは否定できないでしょう。例えば、不眠や気持ちの沈み込みに処方される向精神薬、生活習慣病をはじめとした持病の治療薬、日常的な市販薬の長期間服用など、複数の薬の飲み合わせが、認知症発症の土台を作っています。こうした薬については、第2章で説明しますが、ここでは要点だけをピックアップしておきます。

①多剤併用：持病が多い高齢者は、10種以上もの薬を服用

高齢になるほど、内科や整形外科など複数の医療機関へ通院していることが多いため、処方される薬の種類も増えてきます。厚生労働省の「平成28年社会医療診療行為別統計」では、75歳以上の高齢者の約4人に1人が7種類以上の薬を服用しているこ

とが浮かび上がってきました。これが「多剤併用」といわれる問題です。**薬は種類が増えるほど副作用が強くなるので、5種類までに抑えることが望ましいとされています。**

②睡眠薬：向精神薬の過剰摂取は、記憶力の低下を加速する

朝早く目覚めたり、夜間に何度も目が覚めたり……。睡眠に不満を抱える高齢者は多く、睡眠薬を常用しているケースは少なくないでしょう。一方で、気分の落ち込みで抗不安薬を処方される場合も多いようです。睡眠薬も抗不安薬も、どちらも精神に作用する向精神薬。**2種類以上の抗不安薬は副作用が出やすいので要注意です。**睡眠薬の中には、筋力低下を招くものもあり、ふらつきによる転倒から骨折、寝たきりとなり、認知症へと移行することもあります。睡眠薬の副作用については、拙著『睡眠薬 その一錠が病気をつくる』（小社刊）でくわしく解説しています。

③持病の治療薬：認知症を招く持病薬が、日常的に処方される

医師や薬剤師のバイブルといわれ、医療機関に常備されている『今日の治療薬』（南江堂刊）という本には、**「認知症を招く可能性のある薬物」**として、次の薬が掲載されています。

抗てんかん薬、抗パーキンソン病薬、向精神薬（抗うつ薬、睡眠薬など）、消化性潰瘍治療薬、抗悪性腫瘍薬のほか、ステロイド、鎮痛薬、ジギタリス製剤、抗結核薬、β遮断薬、経口糖尿病薬、インスリン製剤など。

これらは、医師からの処方箋が必要な治療薬ですが、精神に作用する向精神薬以外にも、「抗コリン薬」といわれる薬が数多く含まれています。

④抗コリン薬：英国イースト・アングリア大学からの研究報告（註2）

抗コリン薬とは、４ページで述べたように神経伝達物質であるアセチルコリンの働きを抑えるように作用する薬のこと。その作用を主目的とした薬だけでなく、副作用

註２　「一部の薬が認知症につながる？＝英研究」（2018.5.1）https://www.bbc.com/japanese/features-and-analysis-43958335、薬害オンブズパースン会議「抗うつ、抗パーキンソン、泌尿科領域などの抗コリン剤が認知症リスクと強く関連（症例対照研究）」（2018.7.23）http://www.yakugai.gr.jp/attention/attention.php?id=504

として抗コリン作用を持つ薬もあります。抗コリン作用とは、アセチルコリンがアセチルコリン受容体に結合するのを阻害する（ブロックする）作用のこと。この研究では、認知症と抗コリン薬の関係が調査され、うつ病、泌尿器系、パーキンソン病に使われる治療薬について、将来的な認知症の発症と関わりが強いことが報告されました。

⑤抗ヒスタミン薬：身近なアレルギー薬にも抗コリン作用がある

鼻水やかゆみを止める**アレルギー薬である抗ヒスタミン薬にも、抗コリン作用があります。**アセチルコリンには、唾液や鼻水などの体液の分泌を盛んにする作用があります。抗ヒスタミン薬を服用して鼻水などを抑えると口が乾くのは、アセチルコリンを抑えることで唾液も出なくなり、口がカラカラになってしまうからです。

さらに、**こうした薬を飲むと眠くなるというのは、脳へ物質が移行するのを防ぐ血液脳関門を通過してしまい、脳まで薬が到達しているというサイン**なのです。

⑥市販の風邪薬や胃腸薬：常備薬の中に抗コリン薬がズラリ！

ドラッグストアで手軽に買える**総合感冒薬、胃腸薬、酔い止めの薬にも数多くの抗コリン薬があります。**アセチルコリンは、体液の分泌や内臓の働きを担う副交感神経をコントロールしているため、抗コリン薬を使うことで、消化管の過剰な働きを鎮めたり、胃酸の分泌を抑えたりと、さまざまな場面で利用されているのです。

ごく普通に使う市販の風邪薬や胃腸薬に認知症を進行させる原因があるとは、驚かれた方も多いのではないでしょうか。

大切なので繰り返しますが、認知症発症の要因にはアセチルコリン不足があるといわれ、抗認知症薬はアセチルコリンを補うことが目的です。一方で、アセチルコリンを抑える作用（抗コリン作用）のある持病薬や常備薬が、将来的な認知症発症の温床になっているというのは、なんとも皮肉な話です。

まずは、こうした薬の機能を理解することで、薬ばかりに頼る認知症治療を見直してみてください。矛盾だらけの薬剤治療を、ご自身は受けたいと思いますか？　ご両親にこの治療を勧めたいですか？　そもそも認知症になるのは、そんなに不幸なことですか？

認知症のケアは薬だけに頼らなくてもできますし、現実には薬と同等以上の実績が上がっているものもあります。考え方は多様であり、選択肢もまたたくさんあります。最近では、歯周病菌のポルフィロモナス・ジンジバリス菌（Ｐｇ菌）がアルツハイマー型認知症に関わっているのではないかという論文が話題となりました。毎日の歯周病ケアが、認知症の予防につながるのであれば、こんなにいいことはありません。

第1章

認知症の症状と検査法

物忘れが気になったら、まずはセルフチェック

高齢になると、自分の記憶力に自信がなくなることは誰もが経験することではないでしょうか。「顔はわかるけれど、なかなか名前が出てこない」「買い物に出かけたのに、何を買うつもりだったのか忘れてしまった」「鍵や眼鏡をいつも探してしまう」など、記憶力の低下を嘆くエピソードは、いくらでもあります。

認知症の定義は、「進行性の認知機能の低下により、日常生活や社会生活に支障が出る状態」とされており、加齢に伴う生理的な物忘れとは明らかな違いがあります。

そこで、自分自身はもとより、家族にそういった兆候があるような場合には、「注意すべき10のポイント」として米国アルツハイマー協会が基準としている認知症チェックリスト（28〜30ページ参照）を参考にしてみてください。

このチェックリストの各項目は、認知症の中でも最も患者数が多いアルツハイマー型についての症状です。各項目の最後には、【通常の老齢化の場合】として、加齢に伴う生理的な物忘れについての記載もあるので、併せてチェックすることができます。

米国アルツハイマー協会では、１項目でも該当する場合には、専門機関の診察を受けることを勧めています。認知症は進行性の病気ですが、軽度認知障害（ＭＣＩ）の段階で発見できれば、生活習慣の改善なども含めたケアによって、認知機能を正常レベルまで回復させることは十分に可能です。

脳のシミや糸くずの出現が、アルツハイマー型認知症の目印

28～30ページのチェック項目で紹介したのは、アルツハイマー型の特徴となる症状ですが、一般にいわれる認知症とは、病名ではなく、特徴的な症状や状態の総称なの

アルツハイマー型認知症を疑う10の症状

通常の老齢化なのかアルツハイマー型の症状なのか、判断に迷ったらまずは、以下のチェック項目で確認してみましょう。

①日常生活に支障がでるほどの記憶障害がある

初期症状の１つとしてあるのが記憶の低下で、次のような症状が代表的な症例です。

□重要な日時や出来事など、大切な約束を忘れる
□何度も同じ内容のことを聞く
□ちょっとしたこともメモしたり、家族に聞いたりする
➡【通常の老齢化の場合】名前や予定を忘れても、後で思い出す

②計画や問題解決をするのが困難になる

計画を立てて実行したり、数字を処理したりするのが難しくなることがあります。

□得意だったはずの料理が、これまでのように作れなくなる
□月々の支払いを管理し、支払うことが難しくなる
□集中力が低下し、これまで行っていた作業に時間がかかる
➡【通常の老齢化の場合】家計簿などの計算が合わないことがある

③やり慣れた作業をやり遂げるのが困難になる

自宅や職場、またはレジャーやイベントなどの場面で、日常的にこなしていた作業をすることが困難になります。

□通い慣れた場所に運転して行くことができない
□予算の管理をすることができない
□慣れ親しんだゲームのルールを忘れてしまう
➡【通常の老齢化の場合】
電子レンジやテレビの録画予約に手こずることがある

④場所や時間がわからなくなる

日付や季節、時間の流れを忘れてしまうことが多くなり、その場で起きていること以外は理解することができなくなります。

□日付、曜日、季節を忘れて思い出せない
□その場所にどうやって来たのかを忘れてしまう
□自分がどこにいるのかがわからなくなる
➡【通常の老齢化の場合】
　今日が何曜日か忘れても、後で思い出すことができる

⑤目で見たものや空間的な関係が理解できない

視力的な問題が病気のサインとなることがあります。文字が読みにくくなったり、物との距離感、色やコントラストを認識できなくなります。

□距離感がつかめずにぶつかる
□鏡の前の自分に気付かず、部屋に誰かがいると勘違いする
➡【通常の老齢化の場合】白内障に伴う視力の変化がある

⑥話したり、書いたりすることが困難になる

会話をしたり、文字を書いたりすることが、それまでにないほど困難になります。

□会話についていくこと、会話に入ることが難しくなる
□会話の途中で話が止まってしまい、その先を続けられない
□同じ話を何度も繰り返してしゃべる
□言葉が見つからなくなったり、物の名前を間違えたりする
➡【通常の老齢化の場合】
　適当な単語が見つからず、話につまることがときどきある

⑦物をなくし、その記憶がたどれない

普通では置かないような場所に物を置いてしまうのもアルツハイマー型の特徴。物をなくしても、記憶をたどって見つけるという作業ができなくなります。

□いつも何かをなくして探している
□自分のなくし物を、他人のせいにする
➡【通常の老齢化の場合】
　眼鏡やリモコンなどをどこに置いたのかわからなくなる

⑧判断力や決断力が低下する

物を判断する力や意志決定をする力の衰えによって、誤った決断をすることが目立つようになります。

□訪問販売などで高額な商品を買ってしまったりする
□身なりにも注意を払わなくなる
➡【通常の老齢化の場合】ときどき誤った判断をすることがある

⑨仕事や社交的活動をやめてしまう

これまで続けてきた仕事、趣味のサークルやスポーツ観戦、ボランティアなどの社会活動などをやめてしまうことがあります。

□好きなスポーツに興味をなくす、ひいきチームの動向を把握できなくなる
□趣味の活動を最後まで続けることができなくなる
□自分の変化に気付き、人と会うことを避けるようになる
➡【通常の老齢化の場合】仕事や家庭、人との関わりが面倒になる

⑩気分や人格が変わる

アルツハイマー型認知症のせいで、気分や性格が変わることがあります。

□混乱する、疑い深くなる、不安になる、落ち込むことが多くなる
□家族や友人に対して、すぐにイライラする
□快適と感じられない場所や状態になると動揺する
➡【通常の老齢化の場合】
　自分のやり方で進まないとイライラすることがある

で、障害を受ける脳の領域などによっていくつかのタイプがあります。ここでは、**三大認知症といわれるアルツハイマー型、脳血管性、レビー小体型**に加えて、ピック病を含む**前頭側頭型認知症（ＦＴＤ）（以下、前頭側頭型）**について説明していきます。

20世紀のはじめに、ドイツ人医師のアロイス・アルツハイマー博士によって報告されたアルツハイマー型は、現在では認知症の約60％を占めるほど患者数の多い認知症で、女性の患者さんが多い傾向にあります。

目印となるのは、脳内に老人斑というシミ、脳神経内に糸クズのようなもつれ（神経原繊維変化）が蓄積していること。これらの異物が神経細胞にじわじわとダメージを与え続けて、やがて神経細胞を死滅させてしまうために脳が萎縮してしまいます。

老人斑は、アミロイドβというタンパク質が集まったもので、糸クズのようなもつれの正体はタウというタンパク質です。これらのゴミタンパクは、認知症の発症の20～30年も前から少しずつ蓄積されていることがわかっています。

アルツハイマー型の症状は、新しい記憶（近時記憶）を保存する海馬周辺の萎縮が著しく、最近の記憶があやふやになったり、何度も同じことを聞き返したりする「記憶障害」が目立つようになります。さらに、聴覚や言葉をつかさどる「側頭葉」や、空間や身体の認識をする「頭頂葉」にまで萎縮が広がると、時間、場所、人物が特定できない**「見当識障害《けんとうしきしょうがい》」**も生じるようになります。

つまり、脳の萎縮、老人斑、神経原繊維変化の3つの異変が脳に生じているとアルツハイマー型と診断されるので、これらが原因ではないかといわれるのが**「アミロイドβ仮説」**です。

しかし、こうした脳の異変は結果であって、原因ではないということを証明した**「ナン・スタディ」**といわれる米国の有名な疫学研究があるので紹介しましょう。

老人斑も脳萎縮も、アルツハイマー型の直接原因ではない?!

「ナン・スタディ」は、ノートルダム教育修道女会の協力を得て、1986年から始まった研究で、ナンとは修道女のことです。この研究の対象となった75歳から106歳までの678人の修道女は、全員が同じものを食べ、同じ活動をしていますが、高齢になって認知症を発症した方もいれば、健康な状態の方もいるのです。彼女たちは死後に献脳をする約束になっており、解剖した脳の状態と生前の認知機能について調査されました。

その結果、脳に萎縮や老人斑があっても、生前にはまったく認知機能の異常がみられない人が大勢いたといいます。その逆に、生前に著しく認知機能が低下していた人の脳でも、ほとんど萎縮や老人斑がみられなかったというケースもありました。

この研究では、彼女たちの脳の状態を分けたものは、若い頃からの手紙や日記の記述内容にあったということでした。つまり、言葉や表現を選んで文章を書いていたか、一日の出来事をメモした程度だったかという違い。若い頃から脳を活発に使う作業をする人ほど、認知機能を維持できるということでしょうか。

❖ゆっくりと進行するのが「アルツハイマー型認知症」

アルツハイマー型では、**認知機能の低下や見当識障害**が中心的な症状（中核症状）となり、それに付随するように徘徊や暴言、うつや妄想などといった症状（周辺症状）が出現して、ゆっくりと段階的に病気が進行していきます。進行するにつれて**「失認」（五感で物事を判断できなくなる）・「失行」（日頃から行っていた動作ができなくなる）・「失語」（言葉が理解できない、言葉が出ない）**や、**順序立てて考え実行することができなくなる「実行機能障害」**も現れてきます。

アルツハイマー型認知症の経過

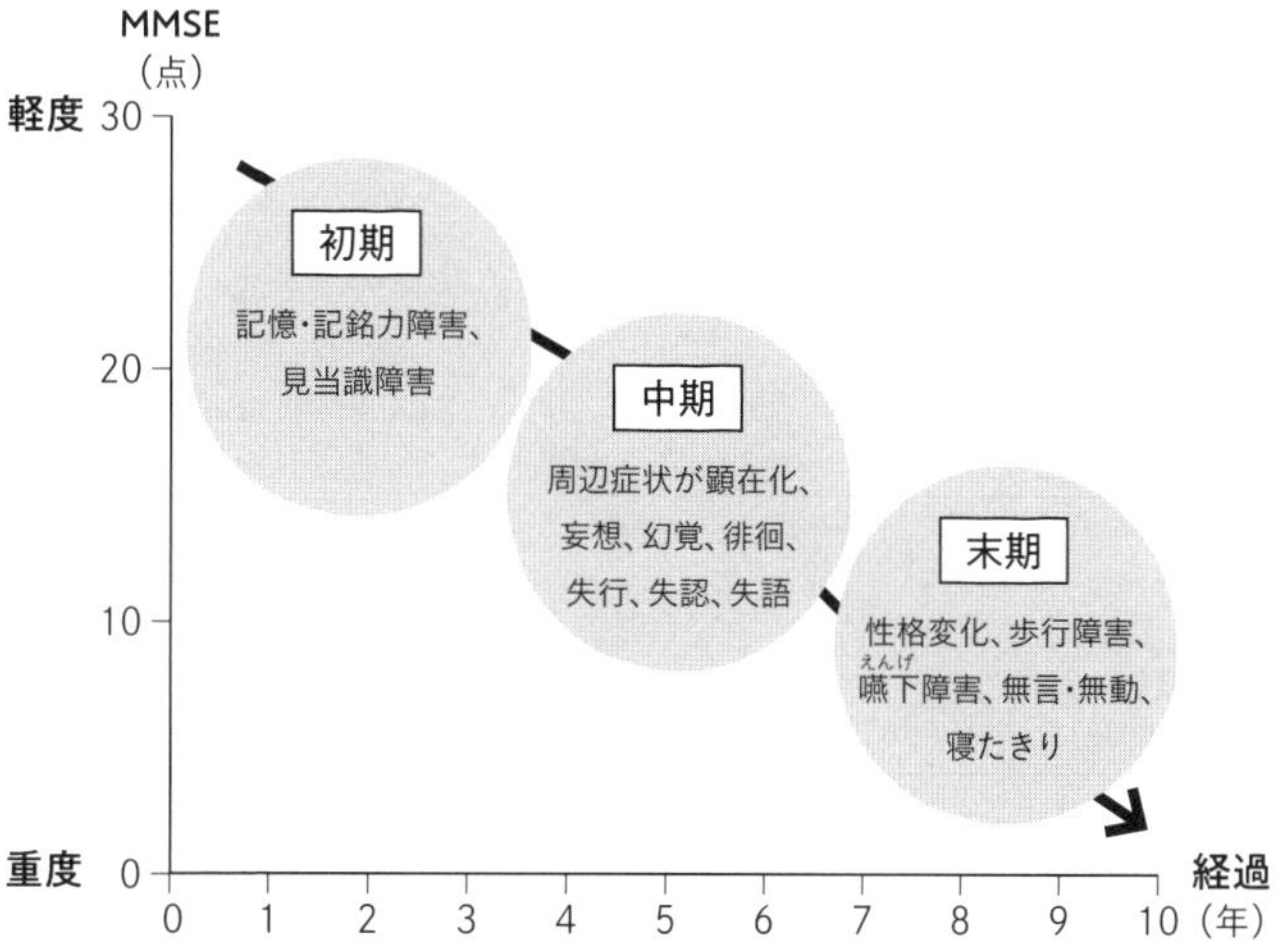

出典：『認知症ぜんぶ図解』（メディカ出版）より作成

初期では、新しいことを忘れる近時記憶障害が現れますが、進行するにつれて昔の記憶も失われていきます。「見当識障害」では、日時からはじまり、やがて場所や人物もわからなくなります。

周辺症状には、初期では、やる気の低下、忘れたことを取り繕うような反応、作り話をする、誰かに物を盗られたという妄想などがあり、症状が進むにつれて、徘徊や興奮が生じ、鏡に映った自分に話しかける行為が出る場合もあります。

脳血管性認知症の代表的な経過

症状はアルツハイマー型認知症で現れる症状と基本的に同じで、軽度でも歩行障害、構音《こうおん》障害、嚥下障害、失禁などの運動障害、さらには感覚障害を伴うことが多いです。

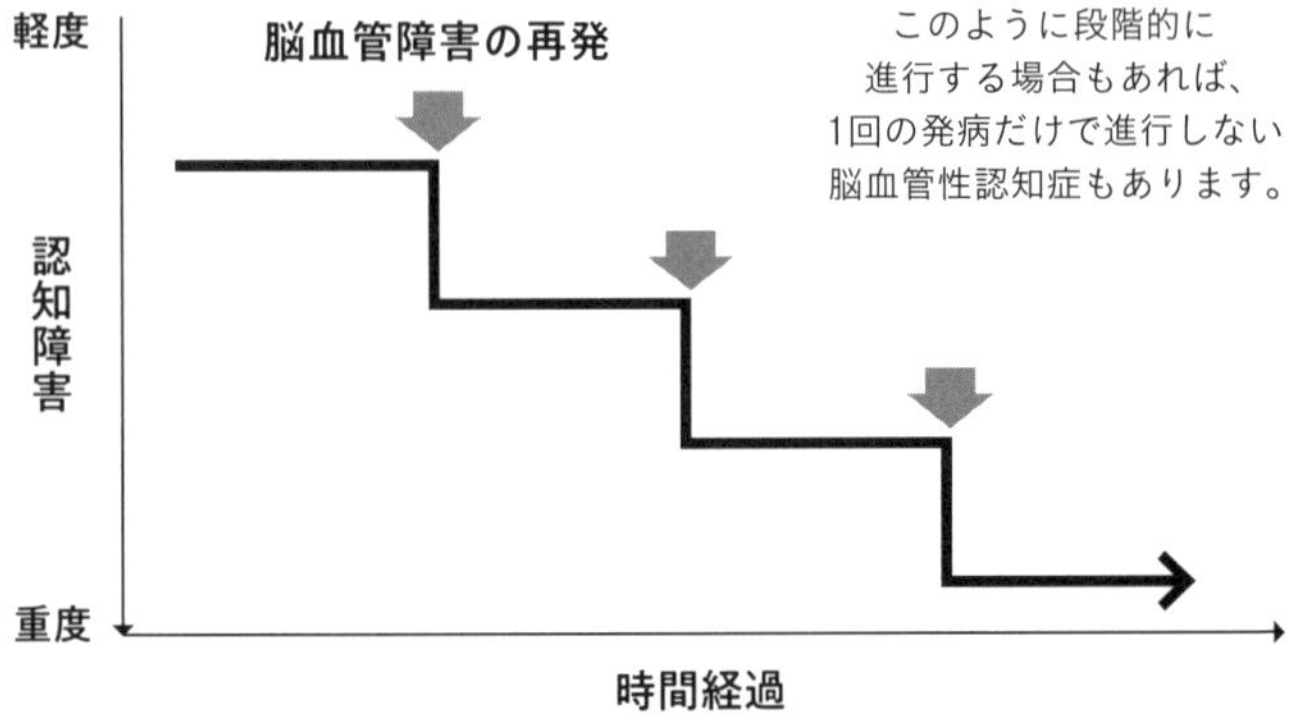
軽度
脳血管障害の再発
このように段階的に
進行する場合もあれば、
1回の発病だけで進行しない
脳血管性認知症もあります。
認知障害
重度
時間経過

出典:『認知症ぜんぶ図解』(メディカ出版)より作成

こうした段階を経て、末期では記憶全般が失われ、寝たきりで言葉を発することもなくなり、発症から平均8年ほどで最期を迎えることになります。

アルツハイマー型は、第三の生活習慣病といわれるように、糖尿病が発症リスクを高めたり、高血圧などの血管病が神経細胞へのダメージを加速したりすることも指摘されているので、中年期からの生活習慣病対策は大いに認知症予防のカギになるでしょう。

脳卒中の後遺症から発症する「脳血管性認知症」

アルツハイマー型の次に多い脳血管性は、１９８０年頃までは主流だった認知症ですが、脳血管疾患に対する治療法の進歩や生活習慣病への意識の高まりから患者数は減ってきています。それでも、いまだ約20％がこのタイプの認知症です。

脳血管性の場合は、脳の血管が詰まる（脳梗塞）、脳の血管が切れる（脳出血）といった脳卒中の後遺症として発症します。血管事故によって損傷した部位の神経細胞が集中して死滅するため、その部位によって症状が変わってきます。

例えば、**海馬の損傷で記憶障害が激しくても、判断力や理解力はちゃんと機能しているケースも多いこともあり、「まだら認知症」とも呼ばれる**所以です。

脳血管性では、感情や欲求のコントロールができなくなり、突然に泣いたり怒ったりする「感情失認」のほか、金銭の浪費に歯止めがかからなくなったりすることもあります。また、損傷された部位によっては、手足の麻痺、失語・失行・失認のほか、物をうまく飲み込めない「嚥下《えんげ》障害」、正しい言葉の発音ができない「構音《こうおん》障害」などが特有の症状として出現してきます。

自発性や意欲が低下する「アパシー」という症状は、うつと間違われることが多いのですが、脳血管性のケースでは、さほど悲壮感がないともいわれています。

アルツハイマー型でも生活習慣病との関わりがあることは説明しましたが、実際にアルツハイマー型と脳血管性が合併しているケースも少なくありません。また、脳血管性の中でも、大きな脳卒中が起こるより、小さな脳梗塞が多発する「多発性脳梗塞」、細い血管が詰まる「ラクナ梗塞」が、本人の自覚がないままに何度も起こり、その度に症状が強く現れたり、軽快しているように見えたりしながら、段階的に進行していきます。しかし、1回だけの脳血管障害によって軽度の認知症に留まることもあります（36ページ「脳血管性認知症の代表的な経過」図参照）。

❖パーキンソン病とも関わりの深い「レビー小体型認知症」

１９００年代のはじめにドイツ人医師のフレデリック・レビー博士が、パーキンソン病の患者さんの脳に異常なタンパク質を発見し、これがレビー小体と呼ばれるようになりました。

この経緯からレビー小体は、パーキンソン病に特有のものだと思われていましたが、１９７０年代になって認知症の臨床及び研究者である日本人の小阪憲司《こさかけんじ》医師が、大脳皮質にも多数のレビー小体が出現する認知症を報告しています。１９９６年にはレビー小体型が正式な認知症として認められ、国際的な診断基準も確定されました。現在は、約４％がこのタイプの認知症だとされています。

こうした背景から、レビー小体型はパーキンソン病との関わりが深く、どちらもα《アルファ》**シヌクレインというタンパクを主成分としたレビー小体の蓄積があり、パーキンソン病では脳幹だけにみられるのに対し、認知症では大脳皮質全体に広がっています。**

そのため、このタイプの認知症の初期では、記憶障害はごく軽度ですが、見えないはずの物が見える**「幻視」が特徴的**で、虫や小動物、子どもがリアルに何度も出現し、そこから発展した妄想も起こるようになります。

やがて、脳幹にまで障害が広がると、片側の指だけが震えたり、関節の動きがぎこちなくなったり、歩く歩幅が小さくなったりといったパーキンソン病の症状が出現するようになります。

レビー小体型の症状は、個人差が大きく、日や時間によって意識レベルの変動があり、睡眠障害の1つとして「レム睡眠時行動障害」が生じることも報告されています。

レム睡眠時行動障害は、筋肉の緊張を調整する機能の低下によって、眠りの浅いレム睡眠時に夢に反応して、大声を出したり暴れたりする症状のこと。発症のかなり前からこうした症状がみられるという報告もあり、レム睡眠時行動障害がレビー小体型のサインではないかと指摘する研究者もいます。また、昼夜が逆転する人も少なくありません。

さらに、レビー小体は交感神経にも蓄積するため、頑固な便秘、失禁などの排尿障害、多汗や寝汗、めまいやたちくらみなどの自律神経症状を起こしたり、大脳前方にある嗅球《きゆうきゆう》に出現すれば嗅覚障害が生じたりもします。

レビー小体型は、70歳以降の高齢から発症することが多く、きまじめな性格の男性に多いとされる認知症です。このタイプは、無気力でうつの傾向が強く、病気の進行とともに表情が乏しくなっていきます。

この背景には、**脳の神経伝達物質が関係している**といわれています。神経伝達物質とは、認知や気分、情動（怒りや恐れなどの本能的な感情）、睡眠、運動などの情報を伝える物質のこと。神経伝達物質のやりとりは、シナプスといわれる大脳の神経線維

レビー小体型認知症とパーキンソン病の関係

レビー小体型認知症では、初期には、物忘れや判断力の低下といった認知機能障害は目立ちませんが、幻視、パーキンソン病の症状、睡眠時の異常行動などの特徴的な症状がみられ、パーキンソン病と認知症が合わさったような症状が出ます。

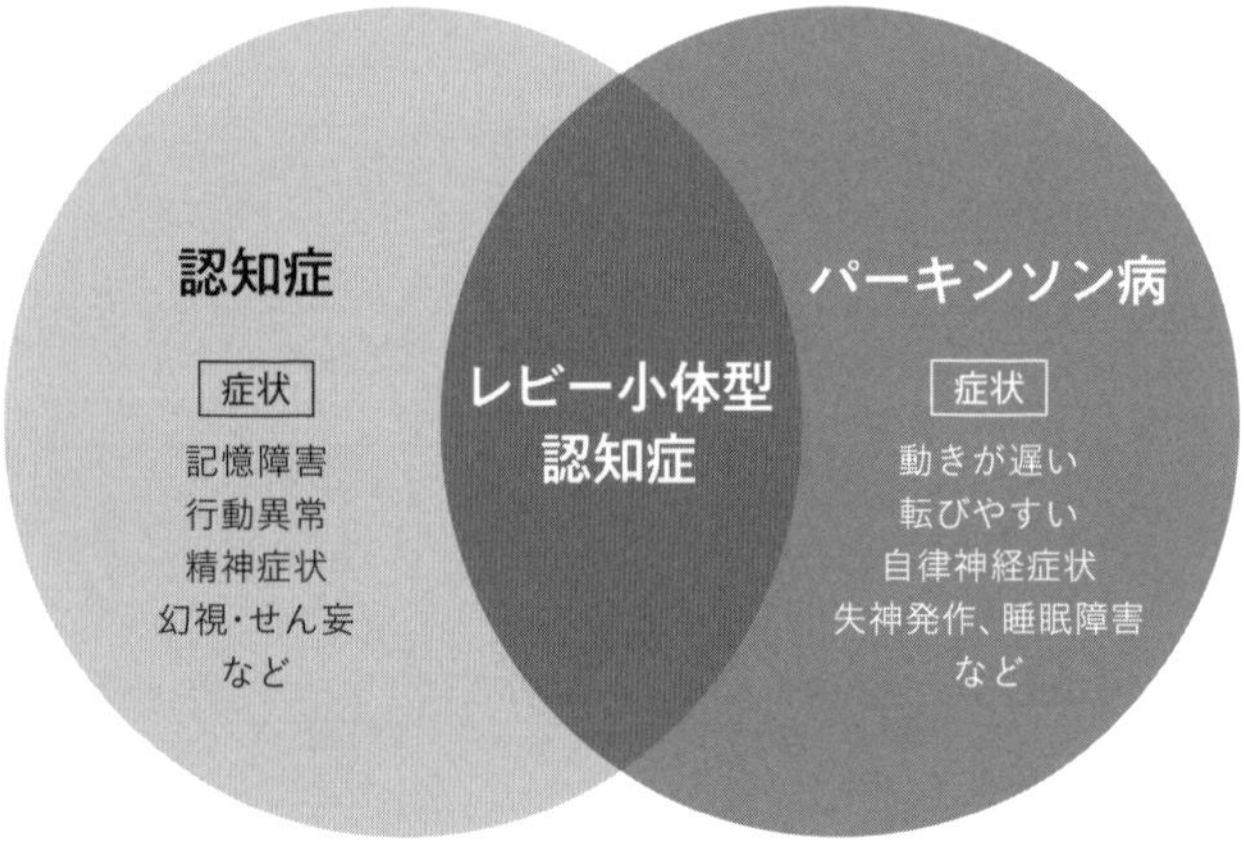

出典:『若年性認知症支援ガイドブック』(認知症介護研究・研修大府センター)

の接合部が仲介するしくみになっており、シナプスには情報を渡す突起部分、情報を受け取る受け皿がうまく接続することで、情報を伝えています。

神経伝達物質の種類は、60種以上もあるともいわれ、興奮系の代表格といえば、ご機嫌な気分に関与するドーパミン、幸せホルモンのセロトニン、脳の活動を活性させるア

神経伝達物質とシナプス

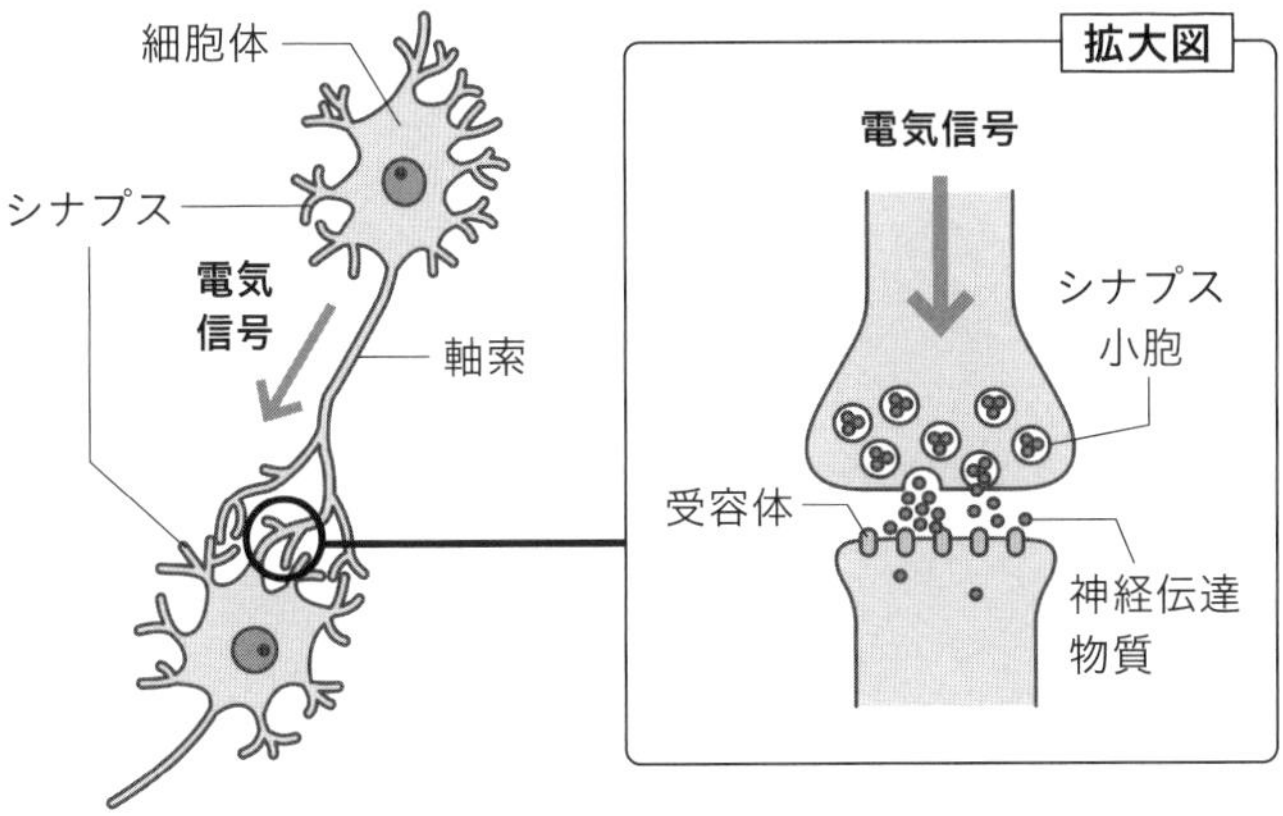

セチルコリンなど。これに対し、クールダウンの抑制系には、脳内安定剤といわれるGABA《ギャバ》、脳内モルヒネともいわれるエンドルフィンなどがあります。

これらの神経伝達物質が減少すると、その働きを担う機能が低下し、認知症などの発症につながるといわれています。

さて、前述したように脳内の異物であるレビー小体型の主成分は、αシヌクレインというタンパク質です。αシヌクレインは、神経伝達物質の放出に関わっているとされ、神経細胞内やシナプスに蓄積します。その毒性によって神経細胞にダメージを与えることで、神経細胞のネットワークを損傷させて認知症を引き起こすのではないかと考えられているのです。

アルツハイマー型でもアセチルコリンが減少するのですが、レビー小体型では、アセチルコリンに加えてドーパミンも減っているため、無気力でうつ傾向が強くなるのでしょう。アセチルコリンの減少は、むしろアルツハイマー型よりも大きいほどです。

ちなみに、パーキンソン病の場合には、ドーパミンが減少します。

人格の変化があれば、「前頭側頭型認知症」を疑う

「前頭側頭型認知症（ＦＴＤ）」は、１９９０年代に英国マンチェスター大学の研究グループから提唱された前頭側頭葉変性症（ＦＴＬＤ）の１つのタイプで、**人格の変化や常識的な行動ができなくなる認知症**です。

状況を理解したり、計画的に実行したりする役割を担う「前頭葉」、聴く力、言葉や人・物などを認知する「側頭葉」の領域が損傷するため、前頭側頭葉変性症の仲間には、他にも言葉の意味が理解できなくなったり、話すことが困難になったりするタイプの認知症もあります。前頭側頭葉変性症は、２０１５年に指定難病に加わりました。

前頭側頭型認知症の約95％は、ピック病であるといわれ、前頭葉と側頭葉の萎縮が確認できる進行性の認知症です。ピック病の患者さんの半数には、変性している神経細胞内にピック球というタンパク系の異物が出現しますが、これがピック病の原因になるのかは、いまだ明確にされていません。

ピック病は40～50代の比較的若い世代での発症が多く、初期の段階から人格の変化がみられます。落ち着きなくキョロキョロしていたり、人の話に耳を貸さず勝手な行動をしたり、嘘や万引きを繰り返したり、性的な発言や行動をしたりすることも少なくありません。他人に対しても、すぐに激高して大声を出す、横柄な態度を示すなど、介護者泣かせのタイプといえるでしょう。

さらに、同じ行為をすることに強くこだわったり、やたらに甘いものばかりを食べたがったりする症状も報告されています。一方で、**海馬の機能は残っていることが多く、記憶障害は軽度であることが多いようです。**

病気が進行して中期になると、自発性の低下や何度も同じ言葉を繰り返す言語障害が目立つようになり、末期には、認知と身体の両方の機能が衰弱していきます。

◆「軽度認知障害(MCI)」は、正常と認知症のグレーゾーン

代表的な4つのタイプの認知症について説明しましたが、こうした認知症は、ある日突然に発症するわけではありません。アルツハイマー型の場合では、アミロイドβの蓄積やタウタンパクによる神経障害が数十年かけて進行し、「軽度認知障害(MCI、

MCI段階での早期発見が重要

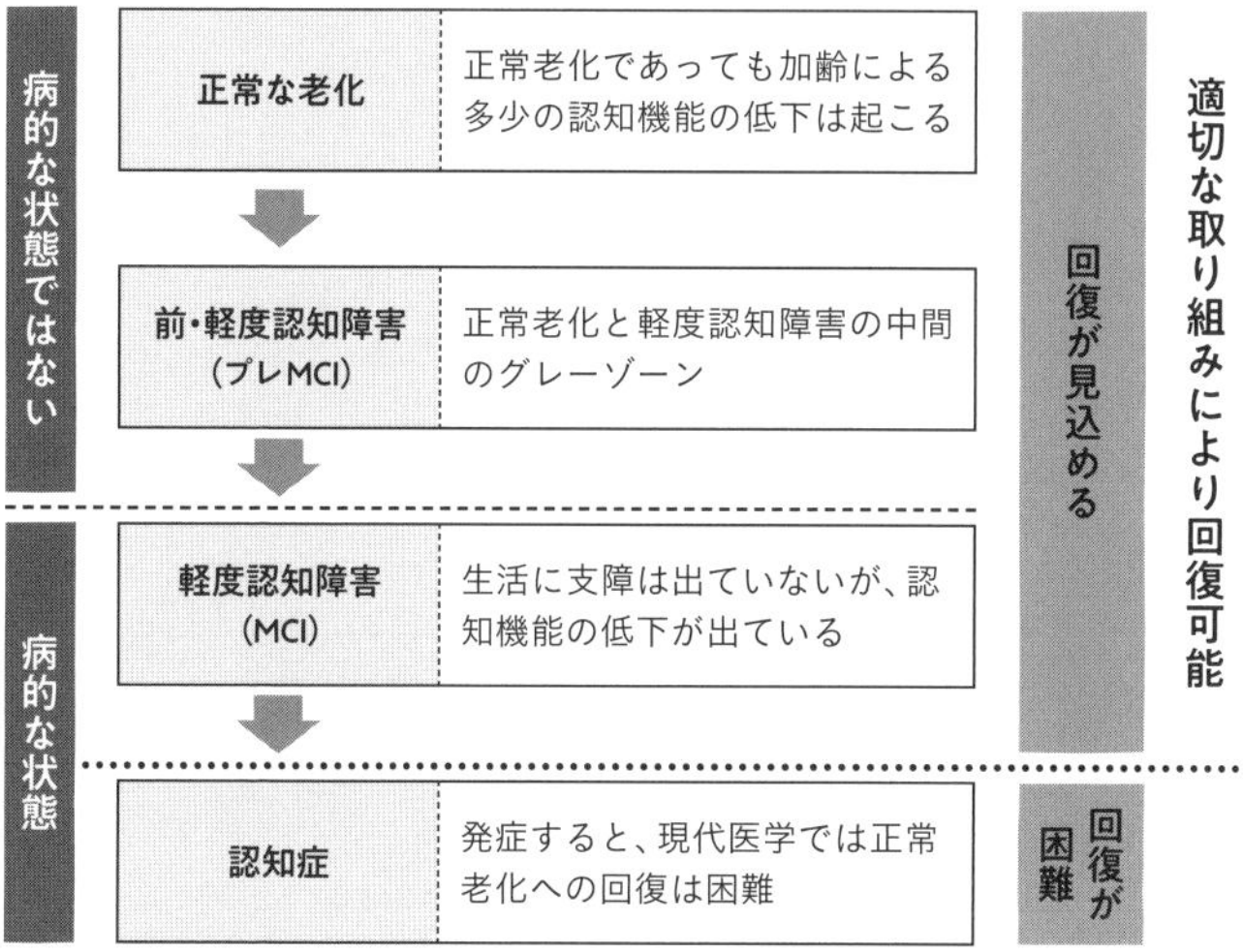

MCIと診断されると、およそ5年で半数の方が認知症になるといわれていますが(※1)、適切な対応で14〜44％(※2)の方が健常な状態に戻れるといわれています。

出典：※1 Bruscoli M,et al.(2004) *Int Psychoychogeriatr*:Jun;16(2):129-40.
※2 Manly JJ,et al.(2005) *Arch Neurol*:62(11) 1739-1746

以下ＭＣＩ）」を経て、本格的な認知症へと移行します。

ＭＣＩは、正常と認知症の間のグレーゾーンにあるとされ、厚生労働省の２０２２年の推計では、65歳以上の15・5％が該当します。厚生労働省では、ＭＣＩを次のように定義しています。

①本人または家族から、記憶障害の訴えがある。物忘れがあると自覚している。
②日常生活動作は自立している。身の周りのことは自分ででき、日常生活に支障はない。
③全般的な認知機能は正常である。物忘れはあるが、他の認知機能は正常。
④年齢や教育レベルの影響のみでは説明できない記憶障害がある。
⑤認知症ではない。

かつては、**ＭＣＩはアルツハイマー型に移行するケースが多いといわれていました**

が、近年の研究では、ＭＣＩからレビー小体型や脳血管性といった別のタイプの認知症にも移行することがわかってきました。

とはいえ、ＭＣＩと診断されても全員が認知症になるわけではありませんし、年間で14～44％の人は認知機能が回復するといいます。これは、神経細胞のネットワークの一部が損傷したとしても、脳には他の部分をつなげてうまく機能させるという回復力があるということ。

さらには、運動習慣などによって海馬の神経細胞が再生されるという研究報告もありますから、**物忘れなどの自覚症状があっても、ケアのやり方次第では十分に回復が期待できるということです。**

現実的な深刻さが浮き彫りになる「若年性認知症」

認知症の中でも、**65歳未満で発症した場合には、「若年性認知症」**とされています。2009年の厚生労働省の発表では、全国の若年性認知症の患者数は、約3万7800人で、発症平均年齢は51・3歳。男性が多いという報告があります。

さらに、約3割が50歳未満で発病しているといいますから、多くの人が働き盛り。仕事や家事で失敗したり、意欲がなくなったりしても、疲労や更年期障害、うつといった他の病気と考えられ、発症から診断までに時間がかかることも特徴です。

若年性認知症が深刻なのは、一家の大黒柱が発症することによって休職や退職を余儀なくされて、経済的に困窮することでしょう。子どもが学生であったり、高齢の親と同居していたりする家庭は少なくありませんし、介護者が1人に集中し配偶者と親

若年性認知症の原因疾患

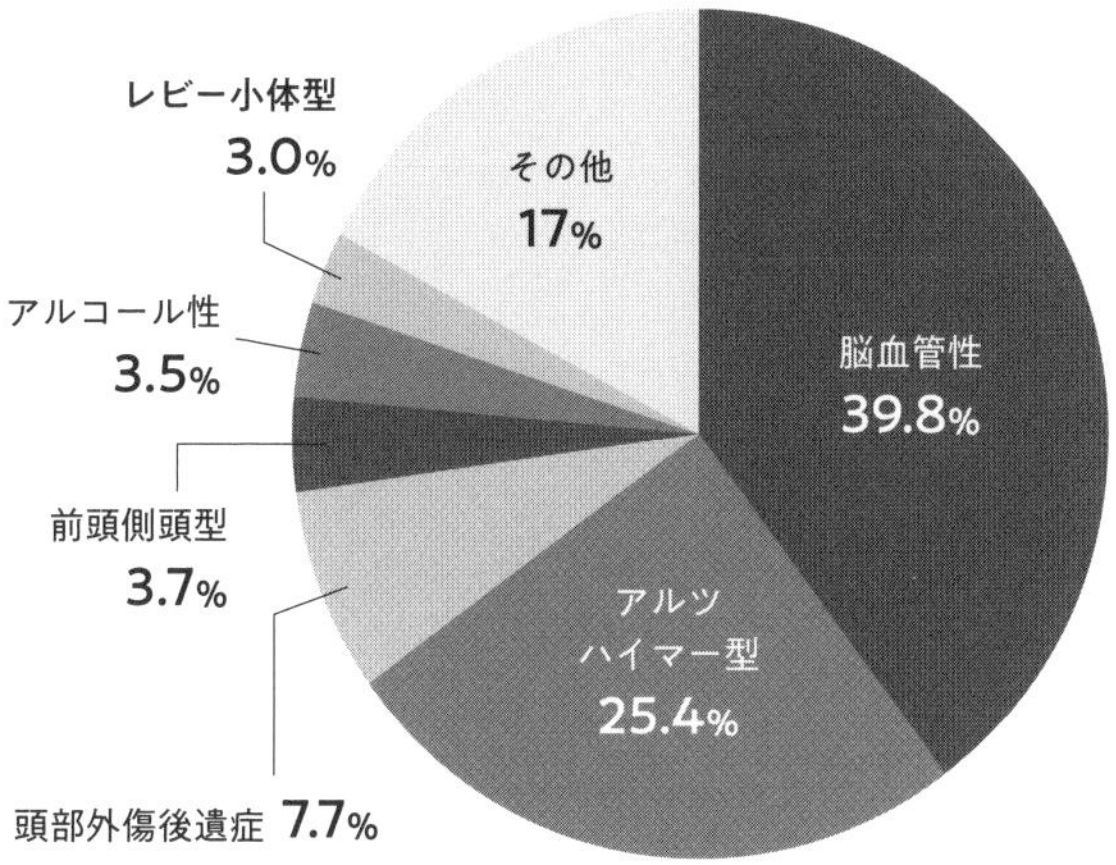

出典:「若年性認知症の実態等に関する調査結果の概要及び厚生労働省の若年性認知症対策について」厚生労働省発表　2009

のダブル介護になるケースや、高齢の親が若年性認知症の子どもの介護をせざるを得ないという逆転介護の現実もあります。

若年性認知症の原因疾患としては、脳血管性のケースが約40％。その他にも、高齢者と同様にアルツハイマー型、前頭側頭葉変性症、レビー小体型といった認知症もベースとなって発症します。

その一方で、頭部外傷の後遺症やアルコール性認知症も多く、アルコール依存症では、ビタミン欠乏症や低栄養が認知症の引き金になると考えられています。

❖ 認知症には、「中核症状」と「周辺症状」が出る

ここで、認知症によって出現する症状について整理しておきましょう。

認知症の主な症状は、中核症状と周辺症状に分けて考えます（56ページ「代表的な

中核症状と周辺症状」図参照)。中核症状とは、脳の神経細胞の障害から生じる症状のことで、次のようなものがあります。

【主な中核症状】

記憶障害　少し前の出来事や経験したことを忘れる。

見当識障害　時間、場所、人物などを把握する能力が低下する。

失認・失行・失語　五感で物事を判断できなくなる、これまでの動作ができなくなる、言葉が理解できなくなったり、うまく言葉が出なくなったりする。

実行機能障害　計画を立てたり、手順を考えて実行したりできない。

他にも、目的の物がない場合に別の物で代用をする判断ができないといった「判断力障害」、前頭側頭型では「人格の変化」が中核症状として挙げられます。こうした症状は程度の違いこそあれ、ほぼすべての認知症の患者さんにみられるものです。

周辺症状とは、中核症状をベースに、患者さんの置かれた環境、不安や戸惑いといった心身のストレスなどが加わることで現れる症状のことです。周辺症状は、行動面に出ることもあれば、心理面に現れることもあり、さらに人によっては**興奮が過剰になったり（陽性症状）、逆に気力が低下したり（陰性症状）**とさまざまです。主な周辺症状を整理すると、次のようなものがあります。

【主な周辺症状】

行動症状・陽性　徘徊や多動、暴言や暴力、同じ物ばかり食べ続ける食行動や性的な異常行動など。

行動症状・陰性　ぼんやりして反応が乏しい無為や無反応など。これ以外に、トイレの場所がわからなくなったり、排泄物が認識できずに手で触ったりする不潔行為がみられることもある。

心理症状・陽性　強い不安や焦りから大声を出したり、すぐに怒ったりする。現実にはいない人物、虫や小動物がリアルに見える（幻視）、いない人の会話が聞こえる（幻聴）、人や物などを見まちがう（誤認）、誰かに物を盗まれる、危害を加えられると思い込む（妄想）など。

心動症状・陰性　楽しい、嬉しいといった喜び感が失われる認知症特有のうつ症状、自分から行動する意欲がない（アパシー）など。

❖認知症の判断基準は、何？

ここからは、認知症の診察の流れをみていくことにしましょう。

これまでにも説明してきたように、認知症にはいろいろなタイプがあり、脳の異変や現れる症状にも特徴があることはわかっていただけたかと思います。では、これらの認知症は、どのような基準によって診断されているのでしょうか。

代表的な中核症状と周辺症状

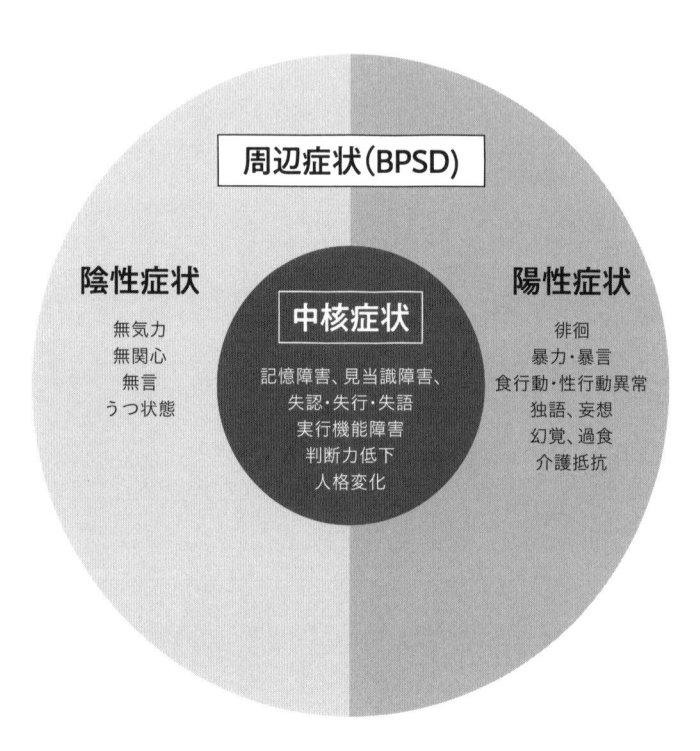

認知症の診断基準には、米国精神医学会の「ＤＳＭ（精神障害の診断・統計マニュアル）」や世界保健機構の「ＩＣＤ（国際疾病分類）」が、日本でも広く採用されています。

ＤＳＭの第５版となるＤＳＭ-５は、２０１３年に発表されましたが、ここでは認知症診断の必須項目とされていた記憶障害が除外されています。

つまり、認知症の研究が進むにつれ、記憶障害がさほど目立たないタイプもあり、記憶障害の程度よりも以下にあげる**認知機能の低下が認められれば、認知症を疑う必要がある**と考えるようになったのです。認知機能とは、物事を正しく理解して適切に実行するための機能です。

そうした診断基準は、４項目が設定され、最初に「１つ以上の認知領域において、以前の行動水準にくらべて有意な認知の低下があること」が挙げられています。

認知領域には、一度に多くのことに注意を向ける「複雑性注意」、手順や段取りを考える「実行機能」、記憶障害にあたる「学習と記憶」、さらに「言語・知覚・運動」、「社会的認知」が該当します。社会的認知とは、人の気持ちを読む力や他人への共感性、協調性や自己制御力などで、周囲の人との関係が理解できるかどうかがポイントになるでしょう。

次に、「日常生活に支障があるか」「認知機能の低下が一時的なものであるか」と続き、「他の病気（うつや統合失調症など）によるものか」となります。

こうした基準で診断が行われ、認知症は各タイプに細かく分類されます。

❖ 認知症を引き起こす、さまざまな病気や原因とは？

これまで本書では、患者数の多い認知症について説明してきましたが、認知症の下地にはさまざまな病気などが隠れているので、ここで整理しておくことにしましょう。

神経の変性による認知症には、アルツハイマー型、レビー小体型、パーキンソン病による認知症、前頭側頭型の他に、進行性核上性麻痺、大脳皮質基底核変性症といった特殊なタイプも含まれています。

他には、脳血管障害から生じる脳血管性、外傷が起因となる慢性硬膜下血腫、脳の腫瘍が原因の脳腫瘍、脳髄液が過剰になる正常圧水頭症があり、これらは治療ができるタイプの認知症です。

さらに、内分泌系疾患・代謝異常・中毒症状として起こる認知症としては、甲状腺機能低下症、ビタミンB_1、B_2欠乏症、アルコール性脳症、肝硬変、低酸素症などがあります。

認知症検査の流れ

問診

本人や家族から、「どのような症状がみられるか」「いつから症状が現れたか」「悪化しているか」といった現在の状態・発症時期・経過、うつ病や認知症などの家族歴、仕事や家事などの日常的な生活、飲酒習慣などの生活歴、生活習慣病やケガ、これまでにかかった病気などについても確認します。

診察室での態度も医師にとっては重要なチェックポイント。例えば、家族の訴えとは裏腹に、本人は認知障害を隠そうとすればアルツハイマー型、小刻みに歩くようならレビー小体型、能面のような無表情だったり、不自然に横柄な態度だったりすれば前頭側頭型が疑われるということになります。

↓

検査

神経心理学的検査

日本で広く採用されているのは、「改訂長谷川式簡易知能評価スケール(HDS－R)」で、主に高齢者の認知機能障害の発見に用いられています。口頭の質問に口頭で答えるという方法で、5～10分で行えることもあり、テストされる人にとっても心理的な負担が軽いといわれています。30点満点で、20点以下なら認知症の疑いありと判定されます。

内容は、現在の年齢、今日の年月日や曜日、現在の場所、言葉の記憶や引き算、物の名前などで、得意な質問、不得意な質問で、認知症のタイプを推測できる内容。他にも、国際的に採用されている「MMSF」などがあります。

画像検査

●CT検査（コンピュータ断層撮影）

エックス線を用いる検査で、慢性硬膜下血腫や脳腫瘍などの脳外科的な病気と神経変性による認知症の区別を区別したり、脳梗塞、脳出血、くも膜下出血といった脳血管障害の有無を確認します。こうして得た情報から脳の形状や萎縮を検査していきます。

●MRI（磁気共鳴断層撮影）

磁気を使った画像検査で、CTよりくわしく鮮明に細部の情報を得ることができます。わずかな変化も確認でき、早期診断に役立ちますが、検査時間が30分～1時間ほどかかり、検査時に大きな音がするので、前頭側頭型のようなタイプの検査には不向き。

●SPECT（単一光子放射断層撮影）

特殊な放射性薬剤を静脈に投与して、脳の血流状態を画像化する検査。血流の低下部位を立体的に知ることができ、脳の萎縮以前に生じる脳の血流低下が確認でき、早期の認知症の発見に役立ちます。健康保険適用ですが、実施施設はまだわずか。

●PET（陽電子放射断層・ポジトロン断層）

放射性糖を含む注射液を静脈に投与して、放出される陽電子を検出し、脳の糖代謝を調べる検査。アルツハイマー型では、脳の糖代謝低下がみられるため精度の高い結果が得られます。欧米に比べて、日本での普及率は低く、健康保険適用外。

診察と検査の流れ

こうした診断基準に基づいて、実際の診察や検査が行われることになります。

まず、認知症と別の病気の可能性を判断する必要があるので、専門医による問診から血圧・心臓や呼吸器、運動や感覚の障害などについて診察し、「長谷川式認知症スケール」などの知的機能を判定する心理テスト（神経心理学的検査）を行います。

さらに、ＣＴ検査（コンピュータ断層撮影）やＭＲＩ（磁気共鳴断層撮影）で脳の萎縮や形状などを調べたり、脳の血流量を知るＳＰＥＣＴ（単一光子放射断層撮影）や細胞の代謝を知るためのＰＥＴ（陽電子放射断層・ポジトロン断層）をしたりすることもあります。問診・神経心理学的検査・画像検査の各結果を総合的に判断して、認知症であるかどうかを鑑別し、認知症のタイプごとに治療法が決定されます。

60〜61ページに検査の流れについても、解説しておきます。

うつ病やせん妄は、認知症とどう鑑別する？

認知症の診察や検査は、こうした流れで進んでいきますが、一番肝心なことは、まず認知症とほかの病気を鑑別することです。次いで、認知症の中でも治療が可能な認知症を見分けていきます。そして、認知症のタイプを特定し、中核症状となる認知機能障害、周辺症状となる症状に対しての治療法を決定していきます。

まず、認知症とよく似た症状が現れるのが、「うつ」や「せん妄」でしょう。うつ病の場合には、不眠や疲労感、慢性的な頭痛や食欲不振などを訴えることが多く、表情が暗いのも特徴です。また、朝は不調ですが、夕方になると元気になったり、HDS-Rなどの神経心理学的検査をしても認知機能には問題がなかったりします。CT検査などの画像で異常がなければ、うつ病の可能性が高いとされます。

ただし、うつ病による認知機能の低下（仮性認知症）もあり、うつ病がベースとなる認知障害では、進行性でないことなどが鑑定ポイントになります。

また、認知症では、せん妄という症状がしばしば生じます。せん妄とは、「急に発症する意識障害」で、興奮して動き回ったり、幻視や妄想が生じたりする症状のこと。認知症があると発症しやすいといわれ、レビー小体型では、約70％にせん妄を合併するとされています。

ただ、認知症以外でも、脳血管障害や脳腫瘍、手術や入院、脱水や発熱、薬の副作用などで、せん妄が生じることがあり、こうしたケースでは、適切に治療をすることによって回復することが可能です。

また、頭部の外傷や脳血管性の後遺症として記憶障害が生じる健忘症や高次機能障害も、認知症と区別して診断します。

手術などによって治る認知症もある

認知症とほかの病気を鑑別したら、次に、その中でも治療が可能な認知症を区別する必要があります。前にも説明したように、神経の変性だけが認知症の原因とは限らないので、検査で原因が特定できれば、早期の手術によって原因を取り除いたり、リハビリなどのトレーニングをしたり、適切な処置によって回復が期待できます。

●硬膜下血腫《こうまくかけっしゅ》

頭部外傷などによって、脳を包む硬膜と脳の間に血液が溜まることが原因。血腫（血の固まり）が大きくなるほど脳を圧迫して、物忘れや頭痛、意欲の低下や見当識障害などが現れる。

●正常圧水頭症

脳脊髄液が過剰になり、脳を圧迫することが原因。初期の段階で起こる歩行障害が特徴で、「ガニ股」となり、すり足歩きをする。また、注意力や集中力の低下、症状が進行すると尿失禁が起こる。

●甲状腺機能低下症

喉ぼとけの下にある内分泌器官である甲状腺の機能が低下すると、表情が乏しくなったり、眠気が強くなったり、無気力になったりする。顔が腫れて、まぶたが垂れてくるのも特徴で、女性に多い。高齢になると、物忘れや錯乱などが生じる。甲状腺ホルモンの投与で、認知障害も改善できる。

他にも、脳腫瘍、ビタミンB_1やB_2の不足、アルコールや薬の過剰摂取などによって認知機能の低下がみられることがあります。

近年では、認知症の研究が進み、診断基準や検査方法が整えられていますが、臨床的には、アルツハイマー型、レビー小体型、脳血管性といった代表的な認知症にしても、教科書通りに進むわけではなく、複数の認知症が合併し、他の病気も絡みながら人それぞれの症状が進行していくので、とても一筋縄でいくものではありません。

神経の変性に分類される認知症では、原因もよくわかっていないにもかかわらず、治療の第一選択肢となるのは、薬物治療です。その危うさも含めて、次の章では治療薬についても説明していきます。

第2章

常用薬が認知症の引き金に

高齢者の薬の処方は、成人と同じで大丈夫？

これまで私は、薬剤師という立場から得た経験を反面教師にして、多くの機会で薬の危険性について説明をしてきました。ほとんどの薬は化学合成品ですから、多くの薬は身体にとっては異物です。私たちの身体は、こうした人工的な合成品を分解することは不得手ですから、薬による副作用に悩まされる人が後を絶たないのです。

化学合成品である薬は、血液に乗って全身に運ばれ、目的の組織に到達して作用します。その後は、肝臓で代謝され、腎臓でろ過されて、薬の成分は体外へと排出されていくしくみです。子どもは、肝臓や腎臓の機能が未熟なので、薬の量は大人より少量とし、作用が弱いものから処方されるのが常識となっていますが、高齢者の場合はどうでしょう。

高齢になると、肝臓や腎臓の機能が低下してくるので、やはり元気で活発な成人と同じようにはいきません。しかも、代謝や排出の能力も衰えているため、体内に成分が長時間留まるので薬が効き過ぎる場合もあり、副作用が生じやすく、重症化もしやすいのです。

さらに、高齢になると持病の１つや２つはありますから、基礎疾患や薬に対する感受性、処方された薬の飲み合わせによる副作用は人それぞれ。本来は、高齢者への薬の処方は、子どもと同様に量や作用の強さを考慮されるべきでしょう。

6種類以上の薬で起こる「多剤併用」の恐ろしさとは?!

実際のところ、薬の成分は１万５０００〜２万種類以上もあり、薬が重複することによる飲み合わせは、もはや無限大です。１人の患者さんが、複数の薬を服用するこ

同一の保険薬局で調剤された薬剤種類数（／月）

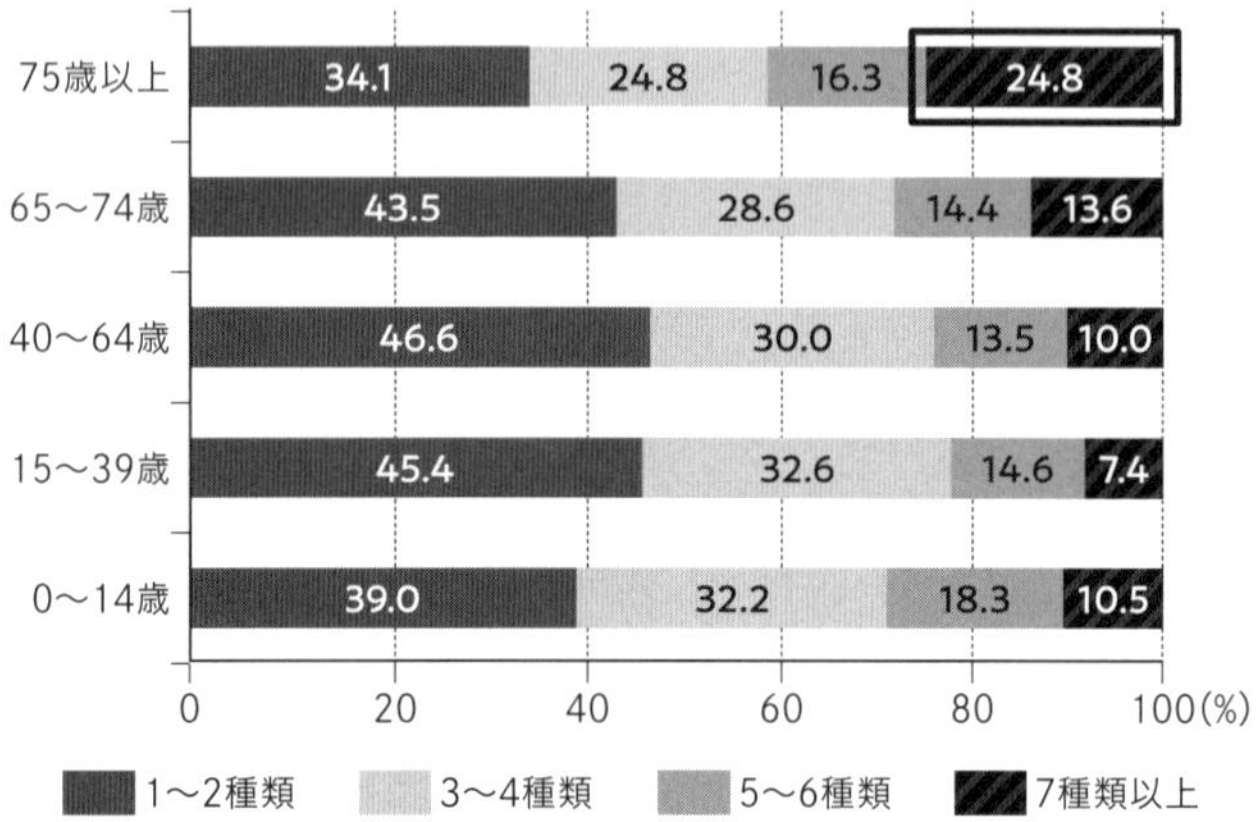

出典：平成28年社会医療診療行為別統計

とを「多剤併用」「ポリファーマシー」といいますが、厚生労働省の「平成28年社会医療診療行為別統計」では、75歳以上の高齢者の約４人に１人が７種類以上の薬を服用していることが報告されており、現実には10種類以上の薬を処方されている高齢者も少なくありません。

例えば、内科では血圧やコレステロールなどの生活習慣病の治療薬をはじめ、頭痛薬や睡眠薬、胃腸薬に便秘薬なども処方されます。腰痛や坐骨神経痛で通う整形外科では、鎮痛薬だけで

薬の数と副作用の頻度との関係

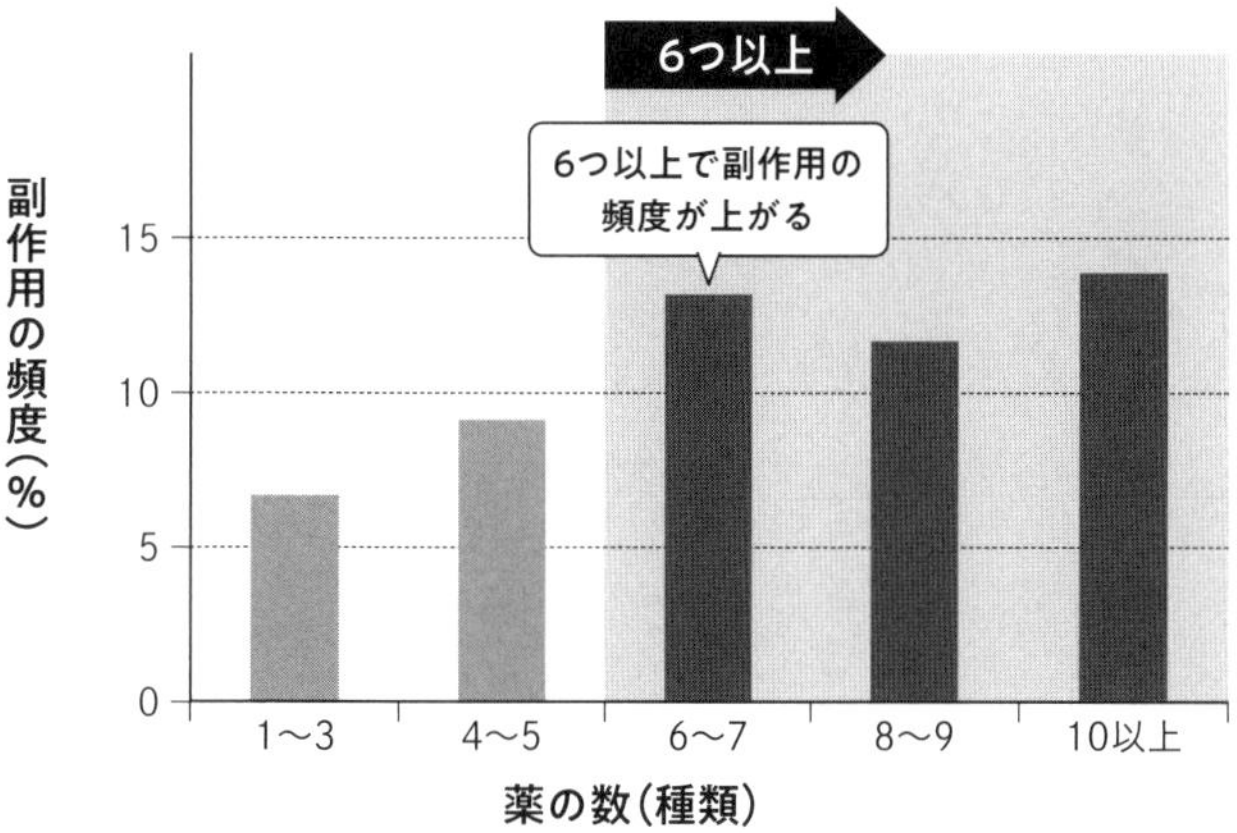

出典:Kojima T,Akishita M,et al.(2012) *Geriatr Gerontol Int*

なく、睡眠薬や胃腸薬も出してくれるでしょう。精神科では、抗不安薬、めまいの薬、抗認知症薬が処方されるかもしれません。

　こうして診療科が増えるごとに薬は増え、同じ作用の薬が重複していることが決して珍しくはないのです。現在の日本の医療システムでは、総合病院への受診は地域の診療所からの紹介状が必要ですし、地域の診療所は、それぞれの専門性や独立性が高く、なかなか一括して薬を管理してはもらえません。内科、整形外科、精神科、眼科、歯科など、それぞれの診療所で必要と思われる薬が処方されます。

さらに、診療所ごとに「お薬手帳」を使い分けている患者さんもいて、その場合には、薬局でも薬の重複をチェックすることができないわけです。

実はこれこそが大問題。厚生労働省によって『高齢者の医薬品適正使用の指針』というガイドラインがまとめられ、各医療機関向けに、不必要な薬の処方の見直しが通達されています。また、東京大学病院老年病科の研究では、6種類以上の薬を服用する患者さんは、それ以下の服用数の人に比べて、10～15％も副作用が出やすいことがわかっています（73ページ「薬の数と副作用の頻度との関係」図参照）。

ですから、薬の数が増えるほど、身体の中での処理が追いつかなくなりますし、どの薬がどう作用しているのかわからなくなります。複数の薬を服用していると作用も複雑になり、副作用が出やすくなることを覚えておいてください。**少なくとも、お薬手帳は1冊だけにすれば、各医療機関から処方される薬の重複を防ぐことができます。**

不眠や不安の改善薬は、高齢者の処方薬の定番

高齢者の多剤併用による代表的な副作用といえば、ふらつき、転倒、物忘れなどの認知障害です。さらに、うつやせん妄、食欲の低下、便秘や排尿障害もあります。この本のテーマは認知症ですから、かかりつけの医療機関で処方される薬の中でも、認知症を招きやすいものについて考えてみましょう。

高齢になると、不眠の悩みを抱える方がたくさんいます。「布団に入ってもなかなか眠れない」「眠りが浅くて夜中に何度も目が覚める」「早朝に目が覚めてしまうと二度寝ができない」などの訴えです。高齢になると若い時のように8時間も眠る必要はなくなり、無理に眠らなくても良いのでは、と思うのですが、医師に相談すると睡眠薬が処方されることになります。

また、身体の不調のせいで気分が塞いだり、家に閉じこもりがちになったりすると、不安を和らげるための抗不安薬（精神安定薬）も、高齢者に多く処方される薬です。

睡眠薬も抗不安薬も、脳に作用する向精神薬の仲間で、どちらもベンゾジアゼピン系の薬です。ベンゾジアゼピン系とは、脳の過剰な興奮をクールダウンさせるＧＡＢＡという神経伝達物質の働きを強める作用をする薬のこと。後発のジェネリック薬も含めると、１５０種類以上もあります。

ベンゾジアゼピン系の睡眠薬は、薬の持続時間によって、超短時間作用型（3〜4時間程度）、短時間作用型（5〜6時間程度）、中間作用型（12〜24時間）、長時間作用型（24時間以上）などに分類されています。これらは、不眠のタイプに応じて処方されますが、高齢者が長時間作用型を服用すると、起床時にふらつきによって転倒や骨折を招くリスクが高くなります。そこから寝たきりとなり認知症へと進行するシナリオは、容易に想像がつくはずです。

また、ベンゾジアゼピン系の抗不安薬は、脳神経にあるＧＡＢＡ受容体と結合することで、脳神経を鎮静させることを目的とする薬です。現在、厚生労働省で保険診療が認められている成分は16種類あります。

実は、ＧＡＢＡ受容体は作用の違いによって、抗不安作用（不安を緩和する）、筋弛緩作用（筋肉の緊張をほぐす）、鎮静作用（気持ちを落ち着かせる）、催眠作用（眠気を起こす）、抗痙攣《けいれん》作用（筋肉の痙攣を抑える）の５つのタイプに分かれています。16種類の抗不安薬は、結合する受容体のタイプ、薬の強さや効果の持続時間により特徴が違ってくるわけです。

そして、睡眠薬や抗不安薬は、長期に服用することによる依存性も心配の１つといえるでしょう。海外ではベンゾジアゼピン系薬の危険性が指摘され、米国の高齢者医療の規準では、2012年から「使用を避けること」が警告され、日本老年医学会でも「使用するべきでない薬」として公表しています。

残念ながら、こうした声は、いまだ日本の臨床医療の現場には届いていないのが現実のようです。ベンゾジアゼピン系などの同系統の薬の場合は、2種類までの使用が原則とされていますので、複数の医療機関から処方された薬を、ぜひ見直してみてください。

❖『今日の治療薬』には、認知症を招く薬が列挙されている

「いつも居眠りばかりしている」「生気が失せて、歩くのも危なっかしい」「すぐに怒ったり、暴言を吐いたりする」「記憶力だけでなく、注意力や人や物を認識するなどの認知機能も衰えている」など、長期間にわたる薬の飲み過ぎによって、こうした症状

に陥ることを、日本老年医学会では「薬剤起因性老年症候群」と呼んでいます。

薬が原因とされる認知障害は、全体の1〜2割に上るのではないかといわれ、睡眠薬や抗不安薬のような向精神薬だけでなく、さまざまな薬が認知症の引き金になることが知られています。

序章でもお伝えしましたが、実際に、医師や薬剤師のバイブルといわれる『今日の治療薬』（南江堂刊）という本には、**「認知症を招く可能性のある薬物」**として、次のようなものが記載されているのです。

- **抗てんかん薬**
- **抗パーキンソン病薬**
- **向精神薬（抗うつ薬、睡眠薬など）**
- **消化性潰瘍治療薬**
- **抗悪性腫瘍薬**

他にも、**ステロイド、鎮痛薬、ジギタリス製剤（心不全や頻脈の治療薬）、抗結核薬、**

β遮断薬（高血圧や不整脈、心臓疾患などの治療薬）、経口糖尿病薬、インスリン製剤などがリストにあげられています。

これらの薬の多くには、認知機能を低下させる抗コリン作用があります。繰り返しますが、抗コリン作用とは、神経伝達物質のアセチルコリンの働きを低下させる作用のこと。先に説明したベンゾジアゼピン系の睡眠薬や抗不安薬だけでなく、うつ病治療に使われる三環《さんかんけい》系抗うつ薬、統合失調症に適用される向精神薬など、向精神薬の多くに抗コリン作用があります。抗てんかん薬や抗パーキンソン病薬も、また然《しか》りなのです。

脳においては活動を活性化するのがアセチルコリンの役目ですから、アセチルコリンの働きを抑えてしまうと、新しく体験したことを記憶する記銘力や注意力といった認知機能が低下し、せん妄が生じることもあります。

❖英国の研究で、抗コリン薬と認知症の関わりが明らかに

抗コリン作用を持つ薬について、もう少し説明を続けましょう。それというのも、**私たちの周囲は「抗コリン作用を持つ薬だらけ」というのが現実だからです。**

向精神薬はもとより、かゆみやアレルギーに使う抗ヒスタミン薬、気管支拡張薬、過活動膀胱などの排尿障害の治療薬、胃痛や腹痛に対する痛み止め、不整脈の治療薬、ステロイド薬、麻薬性の鎮痛薬であるオピオイドなど、まだまだあります。

これほど多様な薬に抗コリン作用があるのは、アセチルコリンが結合する受容体が、脳などの中枢神経だけでなく、副交感神経、心臓、膀胱や気管支などの平滑筋、唾液腺や汗腺にもあるからです。

そのため、抗コリン作用によって、中枢神経では、認知機能の低下、せん妄、ふらつき、めまいなどが生じますが、他にも心臓の律動が高まってドキドキしたり、唾液

の分泌が減って口がカラカラになったり、腸の動きが弱くなって便秘になったり、尿腺が細くなって排尿が困難になったりなど、全身にさまざまな副作用が現れてきます。

こうした背景もあり、2018年に英国の医学雑誌『BMJ』に掲載された英国イースト・アングリア大学のチームによる『抗コリン薬と認知症リスクの関連』を調べた研究報告が大きな話題となりました（21ページ参照）。この研究では、泌尿器系、消化器系、心血管系などのさまざまなクラスの抗コリン薬に対して、その使用量や使用期間が将来的な認知症の発症とどう関連するかを調べることを目的としています。

調査の方法は、英国のプライマリケア医（総合的な病気の診察をするかかりつけ医）の電子カルテを含むデータベースを使い、2006年4月〜2015年7月の期間に認知症と診断された65〜99歳の患者さん4万770例と、認知症と診断されていない28万3933例を対照させるという大規模なものでした。その評価は、抗コリン作用の認知機能への負荷の強さを示す「ＡＣＢスコア」によって４段階に分類されています。

調査の結果は、次の通り。ＡＣＢスコア３（明らかな抗コリン作用）に分類される抗うつ薬、抗パーキンソン病薬、泌尿器系治療薬においては、使用量や使用期間が増えるほど認知症リスクが高いことが報告されました。認知症発症の15～20年前の抗コリン薬も影響しているというから驚きです。

ちなみに、ＡＣＢスコア３及び１の消化器系の抗コリン薬、ＡＣＢスコア１の心血管系の抗コリン薬には、認知症発症との明らかな関連はみられなかったとされます。

❖眠気の生じる第1世代の抗ヒスタミン薬にはご用心

また、2015年の米国の医学雑誌『JAMA』では、『抗コリン薬の長期間の使用と認知症の関係』という研究報告が掲載されました。米国ワシントン大学の研究チームが、65歳以上で認知症の兆候のない3434名を登録し、平均で7・3年間追跡調査し、それぞれの人の抗コリン薬の投与状況と認知症の発症を比較したものです。追跡調査中に認知症を発症した人は797名で、そのうちの637名がアルツハイマー型（疑いも含む）でした。

この調査では、使用した抗コリン薬の量を合計し、常用量に換算して3年以上使用した人では、まったく抗コリン薬を使わなかった人と比べて、認知症の発症リスクは1・54倍、アルツハイマー型の発症リスクは1・63倍であるとも報告しています。

興味深いのは、登録者の使用頻度の高い抗コリン薬の種類を調べていることでしょう。**トップは、抗ヒスタミン薬が65％、次いで胃腸の痛み止めの薬46％、めまいの薬42％、抗うつ薬39％、排尿障害の薬20％**と続いているのです。

抗ヒスタミン薬といえば、かゆみやくしゃみ、鼻水などの原因となるヒスタミンという生理活性物質の作用を抑える薬のこと。花粉症などのアレルギー疾患のある人とは縁の深い薬ですから、かゆみやくしゃみは軽くなるものの、眠くなって困るという経験を多くの人が持っているのではないでしょうか。眠くなるというのは、薬が脳にも作用しているということに他なりません。

実際に、抗アレルギー薬の中でも、第１世代といわれる抗ヒスタミン薬は、投与量の50％が血液脳関門（血液から脳への物質の移行を制限するしくみ）を通過してしまうといわれています。これが問題視されて、第２世代の抗アレルギー薬では、脳への移行が30％以下にまで抑えられて眠くなりにくいように改良されてきました。

抗ヒスタミン薬には、ジフェンヒドラミン（商品名はレスタミン）、クロルフェニラミン（商品名はポララミン）、などがあります。この研究では、抗ヒスタミン薬の服用が長くなるほど、認知症発症のリスクが高まるという報告もありますから、花粉症やアトピー性皮膚炎、気管支ぜんそくなどで長期服用をしている人は気になるところでしょう。ちなみに、市販薬として購入できる睡眠導入薬の「ドリエル」などは、ジフェンヒドラミンの副作用を主作用としたものです。

市販の胃腸薬や風邪薬にも、抗コリン作用が!!

ここまで、かかりつけの医療機関で処方される持病薬の多くには、抗コリン作用があることを説明してきました。これらを持病薬として長期に服用したり、抗コリン作用のある睡眠薬や抗うつ薬、抗アレルギー薬や鎮痛薬といった用途の異なる薬を併用したりすると認知症発症のリスクが高くなるというのは、かなりショッキングな話です。

でも、ショッキングな話は持病薬だけに留まらず、医師の処方箋なしにドラッグストアで簡単に入手できる市販薬も、抗コリン作用があるもので溢れているのです。

まず、抗コリン作用が副作用ではなく、抗コリン作用そのものが主目的となっているのが胃腸薬や胃潰瘍の薬。アセチルコリンは、心臓、胃や腸、膀胱などの内臓筋層を作る平滑筋系を収縮させる働きがあるので、アセチルコリンの作用を抑えて過剰な収縮を和らげようというのが狙いです。

胃腸薬系の抗コリン薬は、認知症発症のリスクが高いという指摘もあり、ブチルスコポラミン臭化物を成分とした胃腸薬である「ブスコパンA錠」や「ブチスコミン」などが、それに該当します。

また、抗ヒスタミン薬が含まれる薬には、総合感冒薬（風邪薬）や鼻炎薬に類する物が多く、アレルギー鼻炎で鼻炎薬を常用している人が、風邪の引きはじめに風邪薬を飲むのは、要注意ということになります。さらに、乗り物酔いの薬にも抗コリン作用を持つものがあるので、安易に服用するのは考えものでしょう。

もちろん、市販の風邪薬や胃腸薬のすべてに抗コリン作用があるわけではないですし、抗コリン作用があるタイプの薬にも作用の強弱があります。過度に神経質になることもありませんが、市販薬でもこうしたリスクのある薬が多いことは、知識として覚えておいたほうが賢明ではないでしょうか。

そして、**ドラッグストアで風邪薬や鼻炎薬を購入する際には、成分に第1世代の抗ヒスタミン薬が含まれているかどうか、服用すると眠くなるタイプかどうかを確認するといいかもしれません。**

糖尿病は、脳血管性認知症だけでなくアルツハイマー型も招く

生活習慣病の治療に、血圧を下げる薬や血糖値をコントロールする薬を処方されている方も多いので、それらの薬と認知症の関係についても触れておきましょう。降圧剤を服用すると、当然ですが脳への血流も減らすことになります。脳の血流の低下が認知症の発症リスクを高めることが指摘されていますが、そこに抗コリン作用の薬の服用が重なると、その相乗効果で認知症リスクが倍増することが考えられます。

また、糖尿病になると、糖尿病でない人に比べて、アルツハイマー型の発症リスクが2・18倍、脳血管性では2・77倍も高いことが、国内の久山町《ひさやま》研究からわかっています。久山町研究とは、福岡県糟屋《かすや》郡久山町の住人を対象に、１９６１年から生活習慣病についての調査を続けている信頼性の高い研究です。

そもそも糖尿病とは、食事から摂取したブドウ糖を処理するインスリン（膵臓《すいぞう》から分泌されるホルモン）の処理が追いつかず、細胞のエネルギー源として使えない大量のブドウ糖が血液中にダブつく病気。つまり、慢性的な高血糖症ということです。

まず、脳血管性の場合には、慢性的な高血糖状態によって動脈硬化が進行し、脳の血管が詰まりやすくなります。流れの悪い血管によって血流が滞り、脳へ供給される血流が不足するため脳血管性の下地が作られていきます。

次に、アルツハイマー型の発症には、ブドウ糖を身体のエネルギー源として細胞内に取り込む役目をするインスリンが関係しています。**インスリンには、アルツハイマー型の原因物質であるといわれるアミロイドβを分解する働きもあるため、インスリンの作用が低下すると、脳にアミロイドβが蓄積しやすくなります。**

これまでに久山町研究では、脳解剖によってアミロイドβが蓄積した老人斑の形成を確認し報告してきましたが、２０１２年には、頭部ＭＲＩ（磁気共鳴断層撮影）による画像研究で、糖尿病や糖負荷試験（ブドウ糖液を摂取して血糖値の上昇を調べる検査）で2時間後の血糖値が高い人では、脳の海馬に萎縮がみられることも確認されました。

さらに、**高血糖そのものが血管の炎症原因**となり、糖毒性（高血糖が続くことで生じる毒性）、酸化ストレス、ＡＧＥ（終末糖化産物）などが発生することも、アルツハイマー型の発症に関係しているともいわれています。

その一方で、**高齢者では低血糖による認知機能障害が起こりやすいことも指摘されています。**低血糖になると、動悸や発汗、手足のふるえといった自律神経症状、めまいや脱力感などの糖欠乏症状が生じ、重症化すると意識障害や昏睡に陥ることもあります。

高齢者の場合には、自律神経症状が現れにくく、低血糖と気付かないことから重症化しやすいという心配があります。重症低血糖を起こした人は、認知症の発症リスクが2倍になるという研究報告もあるので、むしろ低血糖のほうが深刻かもしれません。

ホモシステイン酸、歯周病菌が認知症研究の新たなキーワードに

国内外での認知症の研究は、着々と進んでいるようです。そして2023年12月には早期アルツハイマー病の新薬「レカネマブ（商品名：レケンビ®）」が発売されました。くわしくは次章107ページで解説しています。

この章の最後に、歯周病菌による認知症研究の新たな取り組みをご紹介しておきましょう。

アルツハイマー型の新たな原因候補として注目されるのが、認知症の研究者である、長谷川亨《とおる》教授（佐賀女子短期大学名誉教授）が提唱する**「ホモシステイン酸仮説」**です。

ホモシステイン酸とはアミノ酸の一種で、これが蓄積すると細胞を死滅させるほどの猛毒性があります。ひと言でいえば、身体の中に活性酸素（攻撃性の強い酸素）を作り出す物質で、あらゆる老化現象を促進する原因にもなっているようです。

また、ストレスとも関係が深く、**ストレス過多になるとホモシステイン酸が増加し、脳神経細胞の変性を加速させる**ともいわれています。海外では、ラットにホモシステイン酸を投与して神経への毒性を調べた研究があり、神経細胞の生存率は24時間で75％、48時間では50％になったことが報告されています。アミロイドβがある場合には、さらに毒性が強まるということも特筆すべきでしょう。

それ以前にも、**動脈硬化を引き起こす原因物質として、ホモシステインという悪玉アミノ酸の存在は知られており、**国内外の多くの研究者が認知症との関係を調べてきました。残念なことに、ホモシステインを減らしても認知機能障害は改善されないという結果を得たのですが、その過程で見つかったのが、**ホモシステインが酸化された**

ホモシステイン酸です。実は、この物質こそが神経を死滅させるほどの猛毒を持つ悪玉中の悪玉。血中のホモシステイン酸濃度が高いほど、認知機能が低下するという関係が明らかになりました。

ホモシステイン酸は、腎臓の機能が正常であれば、血中から尿中に移行して体外へ排出されますが、**腎臓の機能が低下している高齢者になると、血中に留まりやすく、脳まで到達して神経細胞を攻撃するというわけです。**

そこで、ホモシステイン酸を酸化される前のホモシステインに還元できれば、神経猛毒のホモシステイン酸を無毒化できるということから、長谷川教授らのグループでは、体内のホモシステイン酸を抑制するワクチンやサプリメントの開発にも成功し、臨床試験でも好成績を上げていることが報告されています。

２０１９年のはじめには、米国の学術誌『Science Advances』に、アルツハイマー型の患者さんの脳にある老人斑の周囲から、歯周病菌のポルフィロモナス・ジンジバリス菌（Ｐｇ菌）が検出されたことが報告され、大きな話題となりました（註３）。

これに注目した九州大学の研究チームが、実験用のマウスにＰｇ菌を3週間連続で投与したところ、マウスの脳内にあるアミロイドβが10倍に増えて、記憶力の低下が確認されたということです。

研究チームの説明では、**歯周病患者さんの歯茎に生じたアミロイドβが血管を通して体内に侵入し、その後、脳内に蓄積されて記憶障害などを引き起こすのではないか**ということです。

これまでは、脳内で産生されたアミロイドβや老人斑が蓄積されると考えられてきましたが、Ｐｇ菌によって別の場所に生じたアミロイドβが、脳内で蓄積される可能性がでてきたのです。そうなると、歯周病予防のオーラルケアが、認知症予防にもなるわけですから、これまで以上に念入りに歯磨きをしたくなるのは、私だけではないでしょう。

註３　Domin S,et.al. (2019) Porphyromonas gingivalis in Alzheimer's disease brains: Evidence for disease causation and treatment with small-molecule inhibitors　*Science Advances*:Vol. 5, no.1, eaau3333. doi: 10.1126／sciadv.aau3333

このように、国内外でも多くの認知症の研究が行われていますが、いまだすべては仮説の段階です。一日も早く認知症の発症メカニズムが解明されて、無駄な薬を飲まなくていいようになってほしいと願うばかりです。

第3章
抗認知症薬としくみ

日本では5種類の抗認知症薬が承認されている

これまでの章で、認知症のタイプによってさまざまな特徴があること、持病の治療薬や市販薬の常用が認知症の引き金になることを説明してきました。認知症では、複数のタイプが合併した症状が現れることが少なくありませんし、患者さんの体調や環境などによっても、小康状態を維持できたり、突然悪化したり……。そうした症状の変化が生じるたびに、治療薬の量が増えたり、別の薬に変わったりします。

最も患者数の多いアルツハイマー型でも、その原因はいまだ仮説の域を出ていませんから、私は抗認知症薬が存在すること自体が疑問です。それでも、日本の認知症治療の現場では、薬物治療が第一選択肢ですから、抗認知症薬についても知っておく必要があるでしょう。この章では、抗認知症薬の種類や作用のしくみを中心に説明していきます。

現在、日本で認知症に効果があるとして承認されている治療薬は、**全部で5種類あ**ります。

薬の作用では、**神経伝達物質のアセチルコリンを増やすタイプのものが3種類、過剰なグルタミン酸の流入を防いで神経を保護するタイプのものが1種類、そしてアミロイドβが塊になる前に除去するタイプのものが新たに加わりました。**

いずれも、アルツハイマー型に適用される薬で、そのうちの1種類だけが、レビー小体型にも使うことができます。

3種類は、アセチルコリンを増やす目的の薬

前章では、抗コリン薬についての作用を説明しましたが、少しだけ復習すると、抗コリン薬は、アセチルコリンの働きにブレーキをかける薬です。睡眠薬や抗うつ薬などの向精神薬、花粉症などのアレルギー治療に使われる抗ヒスタミン薬、ドラッグストアで買える総合感冒薬や胃腸薬なども、その多くが抗コリン薬でした。このことを、ちょっと覚えておいてください。

では、改めて抗認知症薬のしくみを説明します。

アセチルコリンは脳においては、記憶や学習に関わる神経伝達物質です。アルツハイマー型では、脳のアセチルコリンが不足している状態なので、これを薬によって補うことで脳のアセチルコリン濃度を維持しようという狙いです。

コリンエステラーゼ阻害薬のしくみ

コリンエステラーゼはアセチルコリンを分解する酵素ですが、コリンエステラーゼ阻害薬(アリセプトなど)は、分解酵素に結合し、その働きを阻害してアセチルコリンが減るのを抑える役割があります。

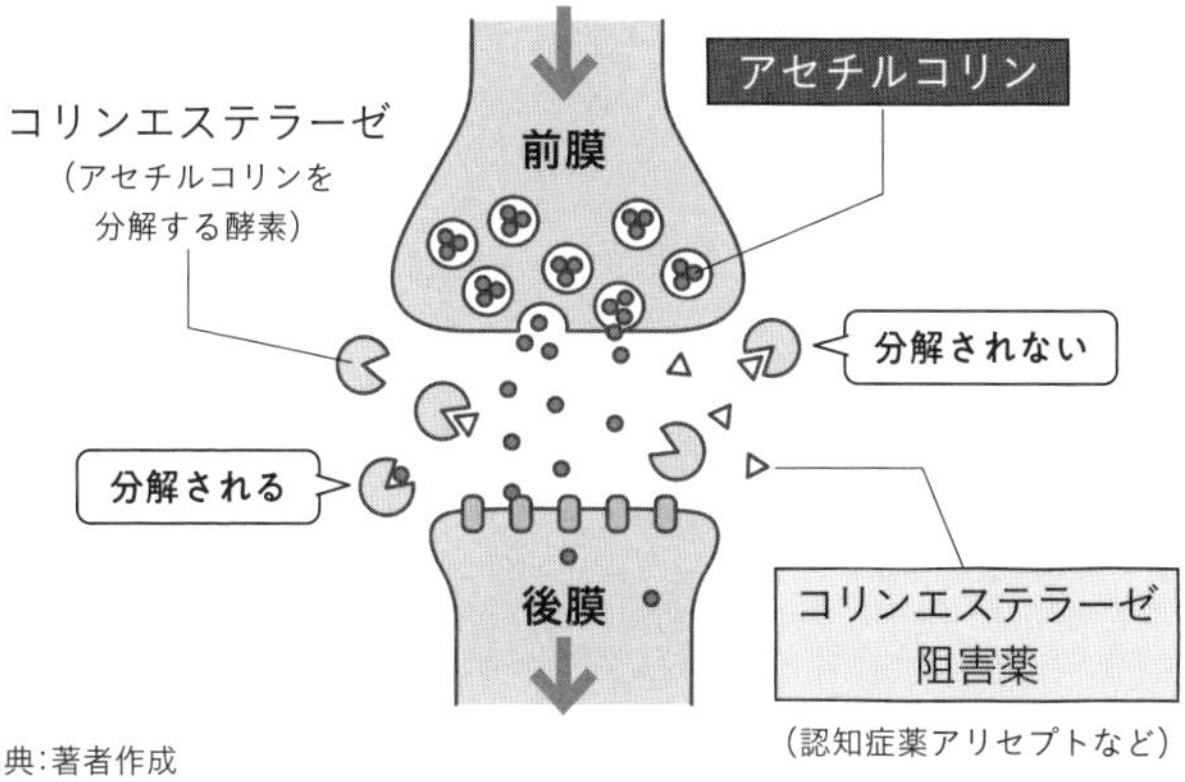

出典:著者作成

アセチルコリンを増やすことを目的とした抗認知症薬は、**「コリンエステラーゼ阻害薬」**といわれます。**アセチルコリンを分解する酵素のことを「コリンエステラーゼ」**といいますが、その働きを阻害して、アセチルコリンを増やそうという狙いです。

代表薬である「ドネペジル(商品名:アリセプト)」は、日本で開発されて、1999年に世界で唯一の抗認知症薬として登場しました。記憶障害などの中核症状の改善に効果が

抗認知症薬と抗コリン薬併用の矛盾

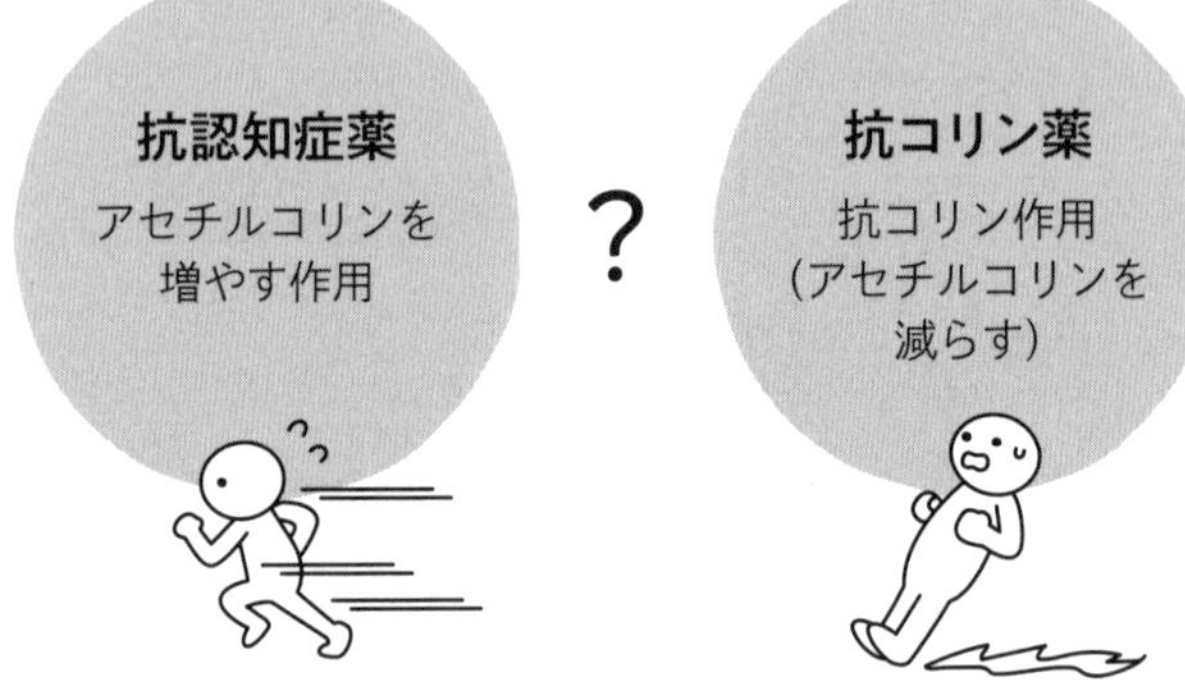
抗認知症薬
アセチルコリンを増やす作用
?
抗コリン薬
抗コリン作用(アセチルコリンを減らす)

あるといわれていますが、症状の進行を遅らせるもので、軽度から重度のアルツハイマー型に適用できます。錠剤、細粒、水なしで飲めるドライシロップやゼリーなどのタイプもあり、後発品（ジェネリック医薬品）も豊富です。

また、レビー小体型の症状にも使用できる唯一の薬でもあります。

アリセプトは、2011年に新たな3種類の抗認知症薬が登場するまで、世界で唯一の抗認知症薬でした。新たな薬の中では、アリセプトと同様にコリンエステラーゼを阻害するタイプの薬が、「リバスチグミン（商品名：リバスタッチ、イクセロン）」と「ガランタミン（商品名：レミニール）」です。

リバスチグミンは、コリンエステラーゼに加えてブチルコリンエステラーゼもブロックしてアセチルコリンを増やす作用をします。肌に貼るパッチ型なので、服用薬のように飲み忘れる心配がなく、軽度から中等度の症状に適しています。

ガランタミンは、コリンエステラーゼをブロックし、神経細胞内の陽イオンの流入を増やすことで、アセチルコリンの放出量を増やすしくみ（ＡＰＬ作用という）です。軽度から中等度の症状に適用され、錠剤以外にも内用液や、唾液で溶けるＯＤ錠があります。

すでに、多くの読者のみなさんも気付かれていると思いますが、認知症の発症以前は、さまざまな場面で抗コリン薬を使ってアセチルコリンの作用にブレーキをかけてきました。

それなのに、「脳にアセチルコリンが不足しているので、増やす薬を使います」という説明には疑問を感じてしまいます。

❖別のメカニズムで作用する神経保護薬も登場

気を取り直して、コリンエステラーゼ阻害薬とは別のしくみで作用するＮＭＤＡ(N- Methyl- D- Aspartate)受容体拮抗薬の説明をしましょう。**ＮＭＤＡ受容体拮抗薬は、神経を保護する薬です。**

アルツハイマー型では、グルタミン酸系が過剰に働き、神経細胞にダメージを与えているといわれます。グルタミン酸は、化学調味料にも使われているアミノ酸の仲間ですが、脳においては、**記憶や学習に関わる興奮系の物質**です。

ＮＭＤＡ受容体でも、グルタミン酸が働く受容体のことを、正確にはＮＭＤＡグル

NMDA受容体拮抗薬のしくみ

メマンチンはコリンエステラーゼ阻害作用とは全く異なる作用で働くため、併用可能で、中等度から重度のアルツハイマー型の患者さんに使われます。脳内の主要な興奮性神経伝達物質であるグルタミン酸に対して拮抗作用があり、過剰なグルタミン酸刺激により活性化したグルタミン酸の受容体（NMDA受容体）にメマンチンが結合して、細胞内への過剰なCaイオンの流入を阻害し神経細胞の障害や細胞死を防ぎます。

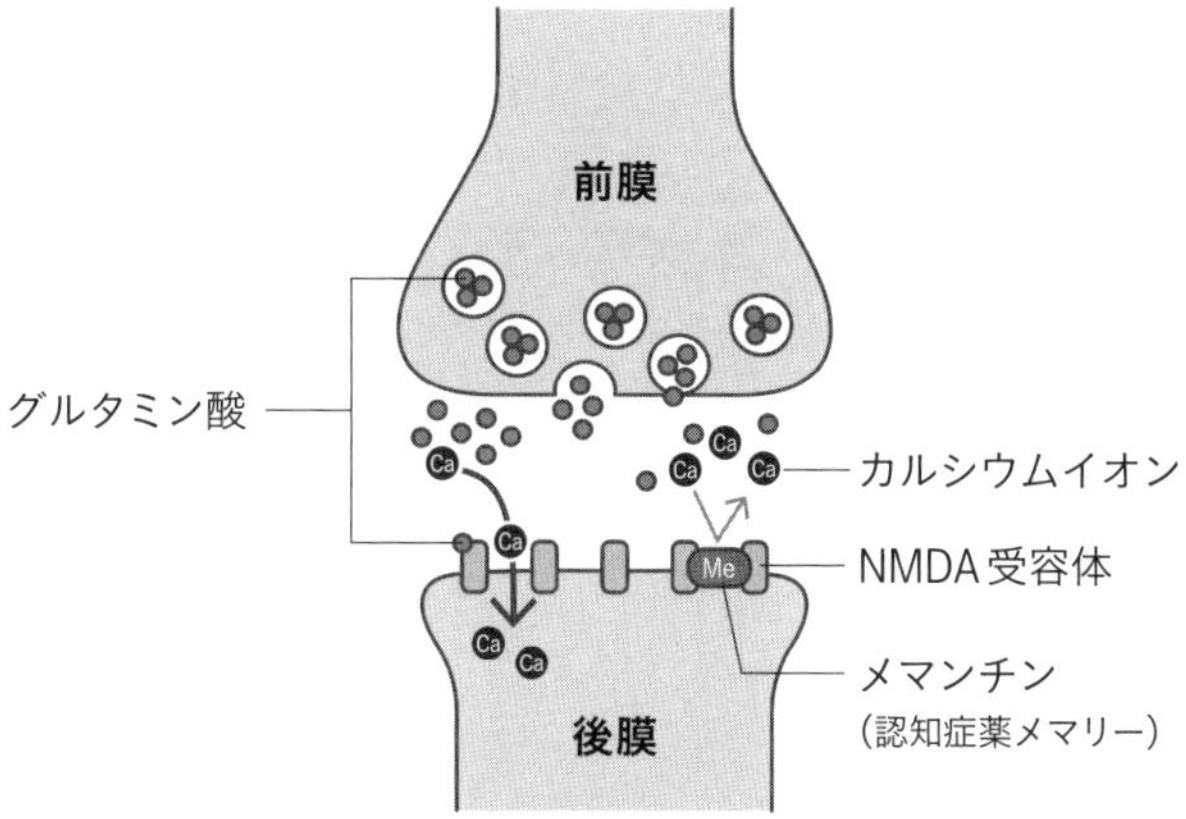

出典：「佐野内科ハートクリニック」http://heart-clinic.jp/認知症/

5種の抗認知症薬の比較

一般名	ドネペジル	リバスチグミン	ガランタミン	メマンチン	レカネマブ
商品名	アリセプト	リバスタッチ、イクセロン	レミニール	メマリー	レケンビ®
作用のしくみ	コリンエステラーゼ阻害	コリンエステラーゼ、及びブチルコリンエステラーゼ阻害	コリンエステラーゼ阻害及び、APL作用	NMDA受容体拮抗作用	Aβプロトフィブリルを除去
適応症	軽度～重度のアルツハイマー型 レビー小体型	軽度～中程度のアルツハイマー型	軽度～中程度のアルツハイマー型	中度～重度のアルツハイマー型	MCI、軽度のアルツハイマー型
剤型	錠、細粒、OD錠、内用ゼリー	パッチ剤	錠、OD錠、内用液	錠	点滴
半減期	70-80時間	2-3時間	8-9時間	50-70時間	約7日

出典:『新規抗認知症薬の効果と限界』服部英幸、精神経誌(2013)115巻1号より作成、一部改変

タミン酸受容体といいますが、慢性的にストレスがかかるような状態では、NMDA受容体の興奮が続いて神経への毒性を強め、神経細胞を壊してしまいます。

そこで、NMDA受容体へのグルタミン酸の結合を阻害して、神経を保護しようというのが、「メマンチン（商品名：メマリー）」のメカニズム。錠剤タイプで、中等度から重度のアルツハイマー型に適用されます。

前述のコリンエステラーゼ阻害薬では、同タイプの3種類の中での併用はできませんが、メマリーの場合には、コリンエステラーゼ阻害薬との併用が可能です。

世界初の新薬「レカネマブ」が新たに選択肢に加わった

前述したアセチルコリンを増やすタイプの薬や、神経を保護するタイプの薬は、すべて症状を改善する薬ですが、新たにアルツハイマー病による軽度認知障害や軽度の認知症の進行自体を抑制する効果が期待できる新薬として、2023年9月に「レカネマブ（商品名：レケンビ®）」が厚生労働省より認可され、同年12月に発売されました。ニュースでも話題となったので、ご存じの方も多いのではないでしょうか？

レカネマブがこれまでの治療薬と違うのは、アルツハイマー病の原因といわれるアミロイドβが塊になる前の状態（Aβプロトフィブリル）に作用して、免疫反応でこれを脳から除去していくしくみです。そのため、治療対象もMCIや軽度のアルツハイマー型の方に限定されます。アルツハイマー病の「原因」に働きかける世界ではじめての治療薬として期待されています。治療法は、2週間毎の体重に見合った投与量の点滴治療となり、治療は原則18ヵ月。

ただ、気になるのが治療費です。自費では体重50キロの方で年間約298万円。健康保険と高額療養費制度を利用できるので、たとえば70歳未満で3割負担の場合、自己負担は月5万7600円。これまでの抗認知症薬とは費用負担も異なるようです。

副作用としては、使い始めて数ヵ月以内に、脳が腫れたり、脳に少量の出血が生じたりするなどの報告があります。そのため、専門医療機関での注意深い観察や評価が必要とされています。

❖厚生労働省でも、抗認知症薬の効果は疑問視?!

アルツハイマー型、レビー小体型以外の認知症においては、現在のところは治療薬の適用はありません。出現している周辺症状に対して、それらを調整する薬を使うのが中心的な治療となります。

こうした状況の中で、厚生労働省では、かかりつけ医が認知症の周辺症状（ＢＰＳＤ）に対する薬物治療のマニュアルとして『かかりつけ医のためのＢＰＳＤに対応する向精神薬使用ガイドライン（第２版）』（２０１５年）を発表しています。

それによると、「まずは非薬物的介入をご家族や介護スタッフと検討し実施すること。その上でもなお症状が改善しない際に薬物療法を考慮すること」としていますから、薬物治療は、必ずしも第一選択肢ではありません。

さらに、抗認知症薬の「有効性の評価」の記述を要約すると、次の通りです。

コリンエステラーゼ阻害薬では、「抑うつ、アパシー（自発性や意欲が低下する症状）・意欲低下、不安、幻覚、妄想、興奮・攻撃性、易《い》刺激性（ささいなことで不機嫌になる症状）などに有効であったとの報告があるが、薬剤間、研究間でばらつきがみられ科学的根拠は不十分」として、症例ごとに効果を評価することを勧めています。また、軽度・中等度・重度といった進行度に応じて、適用されるコリンエステラーゼ阻害薬に違いがあるので、患者さんの重症度の判定が重要であると指摘しています。

ＮＭＤＡ受容体拮抗薬のメマンチン（商品名：メマリー）では、「興奮・攻撃性、易刺激性、行動変化・異常行動、妄想に有効であったとの報告もあるが、統計学的に有意差を認めなかったという論文もあり、科学的根拠は不十分である」ということです。

つまり、現在の抗認知症薬については、厚生労働省でも、その効果については懐疑的ということでしょう。

❖どの抗認知症薬にも、副作用が報告されている

また、ガイドラインでは、認知症治療薬の副作用についても記載されています。

●コリンエステラーゼ阻害薬の副作用

不整脈や失神、虚血性疾患（動脈硬化などで血流が不足し、心臓が酸素不足になる病気）、肝機能異常、痙攣、脳血管障害などの症状。また、食欲不振、吐き気や嘔吐《おうと》、腹痛、下痢、めまい、貧血といった身体症状としての副作用の他、興奮や不眠、幻覚などの周辺症状が悪化するケースもあるとされます。

●メマンチンの副作用

痙攣、めまい、傾眠《けいみん》（うとうとして睡眠に陥りやすい状態のこと）、転倒、頭痛、便秘、食欲不振の他、肝機能異常、血圧や血糖値の上昇、精神症状として攻撃性が増したり、妄想が強くなったりすることが指摘されています。

これらの副作用によって、体重の減少やサルコペニア（加齢によって生じる骨格筋量と骨格筋力の低下）を招き、寝たきりになるケースも十分に考えられるでしょう。

日本では、認知症の診断を受けると、まず薬での治療が行われますが、厚生労働省の見解でも効果に懐疑的な薬がなぜ積極的に使われているのか首を傾げたくなります。

これまでにも重ねて説明してきましたが、抗認知症薬には、なるべく進行を遅らせようとするだけの効果しかありません。アリセプトの添付文書においても、**「本剤がアルツハイマー型認知症及びレビー小体型認知症の病態そのものの進行を抑制するという成績を得られていない」**と断り書きがあるほどです。

ですから、より正しくいえば、進行を遅らせる効果も定かではなく、病気によってダメージを受けた神経細胞をなんとかサポートして、認知機能の低下を少しでも遅らせようというものです。

アリセプトは、レビー小体型では唯一の適用薬であるはずですが、アリセプトの使用で、レビー小体型に特徴的な幻覚症状やパーキンソン症状が出現しやすくなると指摘する専門医の報告もあります。

新薬のレカネマブの副作用については１０８ページを参照してください。

フランスでは４種類の抗認知症薬が保険適用除外に!!

なぜ、完治は期待できない、進行の抑制も定かではなく、症状の改善効果も懐疑的で、重度の副作用によってＱＯＬ（生活の質）の低下が予想される薬が、日本では治療の中心なのでしょうか。

フランスでは、こうした抗認知症薬を見直す動きが進んでいます。**フランスの認知症の薬物治療にも日本と同様に、４種類のアルツハイマー型認知症治療薬（レカネマブを除く）がありますが、２０１８年に保険適用除外となりました。**

フランスの医療システムでは、治療にかかった医療費は、まず患者さんが全額を支払い、その後に一定の割合で費用の払い戻し（償還）が行われます。この償還の割合については、**高等保健機構（ＨＡＳ）という公的機関が決めた「医療技術評価（ＨＴＡ）」が基準になっています。**

ＨＡＳでは、医薬品の有効性や安全性、病気の重篤度などを踏まえて、「医療上の利益」に対して、次の5段階で評価をします。

「他の医薬品では代替不可能で、極めて高額な医薬品」は１００％の償還率、次いで

HASによる評価と保険償還率

医療上の利益	保険償還率
他の医薬品では代替不可能で、極めて高額な医薬品	100%
重要	65%
中等度	30%
軽度	15%
不十分	償還不可

アルツハイマー型認知症治療薬は評価を下げ、軽度から償還不可になった

出典:AnswersNews https://answers.ten-navi.com/pharmanews/14317/

「重要」は65%、「中等度」は30%、「軽度」は15%となり、「不十分の評価を受けた薬」では償還不可の0%です。

ＨＡＳは、医療保険でカバーする薬や技術などの臨床的な効果を評価する機関ですから、一度評価が認められた薬も、その後の治療成績が良くなければ、評価の見直しを勧告できます。

２０１６年には、４種類のアルツハイマー型認知症治療薬に対して、「公的医療保険の適用を正当化するための医療上の利益が不十分」と勧告し、フランス保健

省がこれを受けて、2018年にアルツハイマー型認知症治療薬の保険償還を停止しました。つまり、フランスでアリセプトを使おうとしたら、全額が患者さんの自己負担になるわけです。

HASでは、世界中で発表された研究を調べ、**アルツハイマー型認知症治療薬を「医療上の利益が不十分」とした理由を、有効性や安全性の面から次のように説明しています。**

まず、有効性においては「臨床試験の患者さんが実際の患者さんより若く、合併症や薬の相互リスクが含まれていない」「薬を使ったからといって、行動障害やQOL、施設入所を遅らせることができたわけではない」ということ。

また、薬の安全性では「消化器や循環器などに、潜在的な副作用のリスクがある」「複数の疾患を持つ高齢者では、薬物相互作用による深刻な副作用のリスクがある」というわけですから、医学的な利益とリスクを考えたら、「抗認知症薬には、治療戦略の中で使われる場所はない」という結論になってしまうわけです。

実際に、**フランスでは効くかどうかわからない抗認知症薬より、介護や地域包括ケアなどに重点を置いた「ユマニチュード」などの非薬物療法の方向へと、大きく転換しました。**これについては、第5章でくわしく説明します。

❖ 一律で薬の増量が義務づけられた「増量規定」という悪夢

こうしたフランスの認知症治療の決定を横目で見ながら、日本の現状ではどうなっているか見ていきましょう。

臨床疫学・医療経済学の専門家である奥村泰之《やすゆき》氏が、国際老年精神医学雑誌に発表した研究報告によれば、日本で抗認知症薬に使われている金額は、年間１５００億円以上になるとされます。

また、日本の抗認知症薬の総処方量の約47％が85歳以上の高齢者に処方されており、85歳以上では人口の17％に抗認知症薬が処方されているのが現状です。

実は、レカネマブを除く4種類の抗認知症薬には、つい先ごろまで「増量規定」という、とても不可解な規則がありました。

例えば、アリセプトを投与する場合には、3㎎から開始して、2週間後には5㎎に増量するというルールです。個々の患者さんに副作用が起こらないことを確認してから増量することが目的ですが、**一律で増量しないと健康保険が認められず、その分の請求額が医療機関側の負担になってしまうのです。本来なら3㎎で副作用が生じた場合は、アリセプトの処方は中止されるべきなのに、中止してしまうと保険請求ができないので不具合を無視して5㎎に増量されてしまうのです。**

一律で増量されて、その副作用に苦しんだ患者さんや介護者が、どれほどいたでしょうか。さすがに、そうした患者さんを介護する人たち、医療や介護の専門家が声を上げたことで、２０１６年に増量規定は撤廃されました。現在は規定量未満での少量投与が認められています。

増量規定という不可解な悪夢は、約10年も続いたのですが、残念なことに、いまだそれが周知されてはいないのが現実で、医師の中でも知らない人がいるというのは、本当に驚くばかりです。

❖症状の悪化が薬のせいなのか、証明できない病気

認知症の薬物治療といえば、治療薬のあるアルツハイマー型では、薬を病気の進行度や副作用の出現で使い分けていきます。レビー小体型は、薬に対して過敏に反応するケースが多いのが特徴です。アリセプトは保険適用されますが、少量の向精神薬が使用されることも少なくありません。

脳血管性では、原因となった脳卒中の治療が、そのまま認知症の治療としても継続されます。そして、治療薬のない前頭側頭型では、出現している周辺症状に適した向精神薬でコントロールするしかありません。

こう考えると、抗コリン薬のブレーキとアクセルの作用は長期服用の薬に留まらず、治療そのものもブレーキとアクセル双方を踏んでいることになっているのではないでしょうか。

抗認知症薬の場合には、こうしたミスマッチな使い方で症状が進行したとしても、「薬を使っているから、この状態を維持できている」と説明されたら、それを信じるしかありません。でも、患者さんの側に薬についての知識が多少でもあれば、適合しないと思われる抗認知症薬や周辺症状に対して使われる向精神薬を見直してもらうことができるのではないかと思うのです。

実際のところ日本の医療制度では、認知症専門医でも、専門医でなくても、同じように薬を処方することができ、診療報酬も変わりません。しかも、専門でない医師の場合には、「おばあちゃんの物忘れが心配」という相談を受けたら、認知症の診断に必要な検査もなく「ボケ防止のため」の治療薬を処方してくれます。

最初の診察そのものがあいまいですから、治療薬をどう使い分けているのかも疑問です。そして、多くの場合は、治療薬の効果判定もされないままで、薬の処方が継続してしまうといいます。

もはや、薬が減る理由はどこにもなく、症状が悪化すれば病気の進行のせいとなり、それを肯定することも、否定することもできません。なぜなら、認知症は、患者さん自身が体調の悪化などを、自ら申告できなくなる病気だからです。

だからこそ、自分自身や家族に処方されている薬に関心を持つことは、とても大切で、急激な症状の悪化に対して「薬の副作用かもしれない」と思いつくきっかけにもなります。**多剤併用こそ、副作用の温床**ですから、治療薬による認知症の悪化は、日常的に起こり得るのだと、ぜひ知っておいてください。

◆週刊誌ネタで切り出して、医師に減薬相談を

抗認知症薬と向精神薬の矛盾した処方に疑問があることや、多剤併用の問題点を説明してきましたが、だからといって薬のすべてが否定されるものでは、決してありません。

一番避けてほしいのは、患者さんや介護者が、自己判断で服用をやめたり減薬したりすることです。特に、向精神薬は医師の診断のもとに段階的に減薬をする必要のある薬ですから、それは肝に銘じておいてください。

薬について疑問や不安があれば、現実的には医師に相談するしかありません。そこ

で、私がお勧めしたいのが、「週刊誌で読んだ話として、医師に聞いてみる作戦」です。

第2章で紹介した英国イースト・アングリア大学の研究試験が発表されたときには大きな話題となり、週刊誌でも「持病薬だけでなく市販薬にも抗コリン作用のある薬がたくさんあり、長期で服用していると将来的に認知症のリスクが高まる」という内容の特集が組まれました。私も取材協力させていただきましたが、これが大反響で、すぐに続編が特集されたほどです。

そこで、「週刊誌で読んだのですが……」という切り出し方で、**「多剤併用って怖いみたいなんですが、私の薬って多過ぎないですか」とか、「おばあちゃんの薬って、大丈夫ですか」**というように、いたって軽い調子で、医師に聞いてみてはどうでしょう。

それで親身になって減薬を考えてくれたり、抗コリン作用以外の薬を処方してくれたりする医師であれば、自分自身や家族の健康を任せても安心でしょう。でも、「自分の治療にクレームをつけるなんてけしからん！」といわれたら、それまでのご縁ということでしょう。

認知症の薬物治療では、ブレーキとアクセルを同時に踏んでいることも少なくないですし、患者さんごとの個体差も大きく、1日のうちでも体調や症状が目まぐるしく変わります。ですから、薬の選択や優先性、服用量や投薬期間のさじ加減は、医師の腕前次第ということになります。

現在では、医師だけでなく、看護師、薬剤師、介護施設のスタッフ、訪問看護のスタッフなどが連携して、患者さんや介護者をサポートする取り組みも整ってきています。認知症は診断や治療が難しい病気には違いありませんが、「自分はこの治療を選択したいか、父や母にこの治療を受けさせてもいいか」を基本として考えることです。医師に治療を任せきるのではなく、提案された治療の内容を確認し、自分でも治療法を選べるようになりたいものです。

第4章

認知症を予防するには

認知症の危険因子と防御因子とは?!

この章では、自分自身や家族のために実践できる認知症予防のコツを説明していきましょう。日本神経学会が作成している『認知症疾患診療ガイドライン2017』では、さまざまな認知症研究の規模や精度を評価して、エビデンス（医学的な根拠）に基づいた危険因子や防御因子を特定しています。

認知機能の低下に影響があるとされる**危険因子には、加齢や特定の遺伝因子の他、高血圧や糖尿病といった血管病、喫煙**などがあります。

一方の**防御因子としては、適度な運動や食事の改善、積極的な余暇活動や社会的参加、認知訓練**が挙げられています。

こうした危険因子や防御因子は、年齢によっても異なり、中年期は生活習慣病対策が優先で、老年期では社会参加や余暇活動の充実が予防の要《かなめ》となります。

降圧剤などの薬の見直しを

認知症の原因として、脳への血流低下も気になるところでしょう。降圧剤により、血圧を下げたことで、脳へ届くはずの血流が不足して、酸欠を起こし、それが認知症やうつ症状を招くことは、以前から問題視されてきました。

「基準値」という診断基準で判定される高血圧。そもそも本当に血圧を下げる薬は必要だったのでしょうか。

年齢とともに血圧が高くなるのは自然なこと。それを病気として不自然に薬で下げることが認知症のリスクを上げることにつながっているとしたら。服用を開始したら「一生のおつきあい」というのが降圧剤。「血管」が切れないようにといわれて薬を飲み、長期服用で認知症を招いたら、今度は抗認知症薬の出番です。私たちの身体は1つ。こうした薬の使われ方は矛盾だらけではありませんか。

たとえ、薬と薬の直接的な飲み合わせが確認されていなくても、薬が増えるほど深刻な副作用が出ることは少なくありませんし、高齢になるほど薬への反応も大きくなります。もし、手元の薬に不安がある場合には、かかりつけ医に相談をして薬を整理するのは、実はかなり重要なことです。くわしくは、拙著『血圧を下げるのに降圧剤はいらない』(小社刊)で解説しています。

❖認知症予防には、高血糖より低血糖の方がリスキー

糖尿病は認知症との関わりが深い病気です。第2章でも説明していますが、高血糖は高血圧や脂質異常症と同様に血管病の危険因子。血糖値の急激な上昇や下降が血管

を傷つけ、脳での血管病のリスクを高めて脳血管性の引き金となります。

また、血糖値の調整を行うインスリンは、アルツハイマー型の原因物質といわれるアミロイドβを分解する作用があり、**インスリンの分泌が減ったり、効きが悪くなったりすると、分解できないアミロイドβが脳に蓄積する**といわれています。こうした背景から、糖尿病になると、アルツハイマー型の発症が2・18倍、脳血管性の発症は2・77倍も高くなることが報告されています。

一方で、低血糖による健康被害も深刻で、ふらつきによる転倒や脱水から意識障害が起こるケースもあります。低血糖が頻発すると、認知症や心不全などの発症率が高まるといわれ、低血糖の症状が出にくい**高齢者の場合には、無症状性の低血糖を繰り返すうちに、認知症が発症することも少なくありません。**

こうして、高齢者の場合は、薬によって血糖値を下げてしまうことが、認知症のリスクを高めるとして問題となり、血糖値の管理が見直されるようになりました。

日本糖尿病学会と日本老年医学会から、**「高齢者や認知症の人は、低血糖を起こさない程度の血糖値管理でいい」**という見解が出されたのは、2016年のこと。それ以前は、年齢とは関係なく、ヘモグロビンA1c（過去1～2ヵ月の血糖値がわかる指標）が、6・5％を超えると糖尿病と診断されて、薬で血糖値を下げる治療が行われました。この規準では、多くの高齢者が糖尿病患者と診断されて、薬で血糖値を下げる治療をしていたわけです。

ところが、低血糖による健康被害が問題視されたことで一転し、高齢者の血糖値管理が見直されたという経緯です。

具体的な新基準は、「健康で日常生活を自力でこなせる65～74歳ならば、ヘモグロビンA1cは7・5％未満」「75歳以上は8％未満」「認知症患者、自力で生活することが難しい人は、8・5％未満であれば、必ずしも薬を飲む必要はない」となりました。

遅まきながらも、こうした変更は歓迎すべきことでしょう。

MCIを診断するのは、専門医であっても難しい

認知症の中でも軽度認知障害（MCI）の段階であれば、回復することは十分に可能であるといわれています。健常な状態から認知症に至るまでには、「プレ認知症」といえる前段階があります。軽い物忘れが始まって、自分だけが気付いている段階（SCD：主観的認知機能低下）、そして周囲も気付き始める段階（MCI：軽度認知障害）を経て認知症へと移行します。

MCIと診断された後には、**「回復」「維持」「悪化」の3つの分かれ道があり**、MCIから認知症へ移行する人は、年間に5～15%、反対に正常へと回復できる人は年間に16～41%とされています。認知症は歳を取ってからの病気と思って油断をせずに、仕事や生活に支障がないレベルでも、おかしいなと気付いた時に対策を始めることが重要です。

MCIは「健忘型」「非健忘型」に分けられる

さらに細かくみていくと、MCIの判定には、本人や家族から、「認知機能の低下の自覚がある」「年齢の平均的以上に、物忘れが深刻な状態である」「日常生活は自立している」「認知症ではない」という4つの要素が揃った上で、「記憶に関する機能の低下」を基準として、**記憶の機能だけが低下する「健忘型MCI」**、**記憶以外の認知機能（言語力、注意力、実行力など）にも低下がある「非健忘型MCI」**に分類されます。

さらに、単一の領域だけの障害か、複数領域の障害かを含めて4つのタイプになり、日本の高齢者4153名を4年間追跡調査した研究では、タイプ別にMCIから正常な状態への回復率も示されています（133ページ表参照）。

この研究報告によれば、**症状が軽症である単一領域タイプの方が**、症状が進行して複数の領域まで障害が及んだタイプより**回復率が高く**、早期に発見して適切な対策を

MCI 判定の流れと回復率

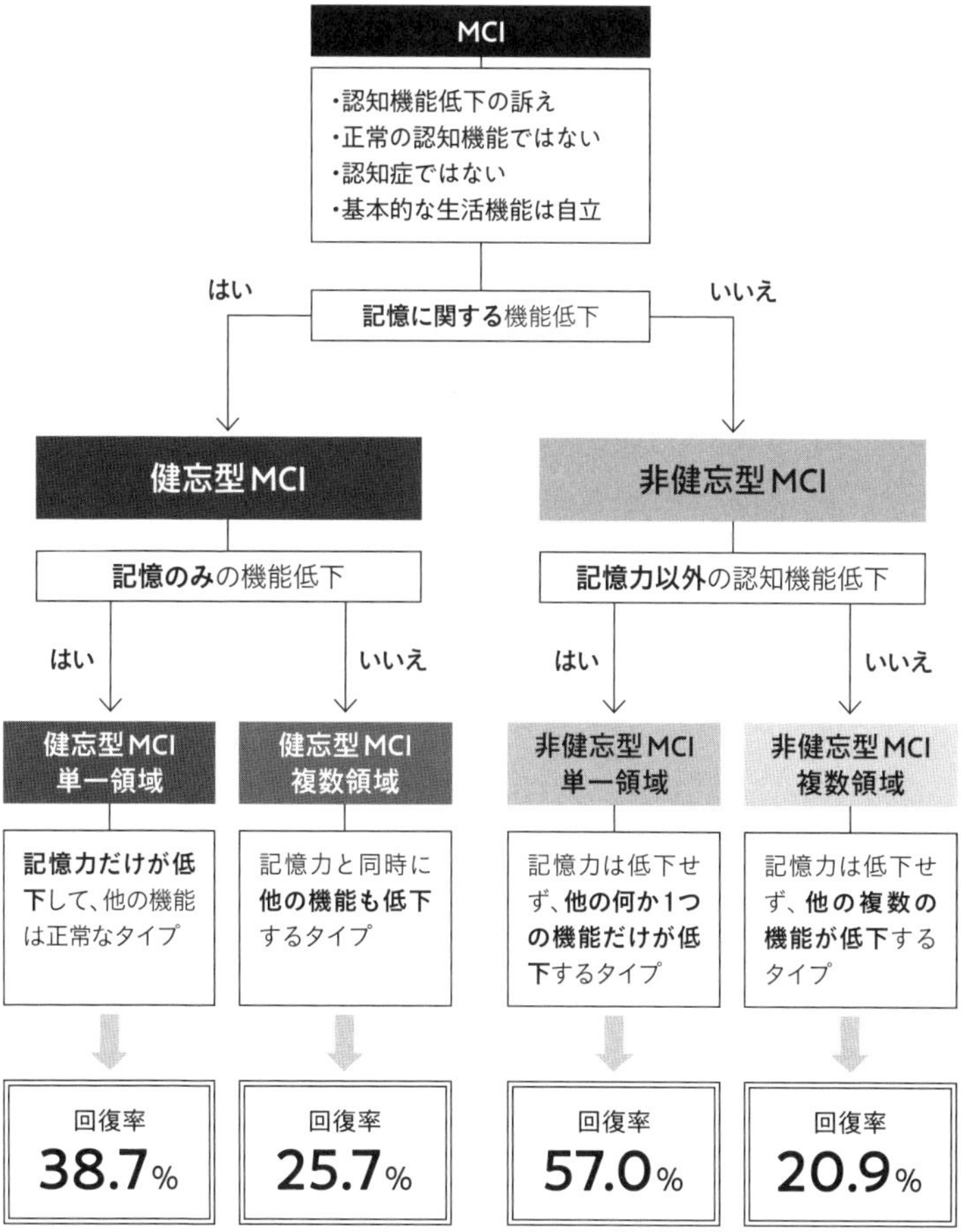

出典：医学書院『基礎からわかる軽度認知障害（MCI）ー効果的な認知症予防を目指してー』（監修：鈴木隆雄、編集：島田裕之）、Shimada H,et al.(2017)Conversion and reversion rates in Japanese older people with mild cognitive impairment *JAMDA*:18, 9, p808. E1-808.E6, July 12参照。一部改変

とることが重要だということの裏付けになっているわけです。

とはいえ、ＭＣＩの段階の診断は専門医でも難しいといわれますから、専門外の医療機関では、診断されたとしても治療法がないというのが現状のようです。

そのため診断はされても、そのまま放置されるケースも多く、ＭＣＩ難民は増えるばかり。中には診察した医師から「１年後に認知症になってから、改めて来院してください」と、耳を疑うような診断結果をいい渡されたという話もあるといいます。

認知症の不安は、どの科で、いつ相談すればいいのか？

では、どの診療科で相談すれば、こうした悲劇を避けることができるのでしょうか。

認知症は、精神科、神経内科、心療内科の領域ですが、一般の精神科の専門は、うつ病や統合失調症、重度の認知症が中心。神経内科や心療内科で、特に**「物忘れ外来」**

の看板を上げている医療機関であれば専門医が診察をしてくれるはずです。

次に、診察を受けるべきタイミングですが、**自分の中で「物忘れが、普通じゃない」とか「なんか、いつもと違う」という違和感が合図**といいます。体調や環境でも症状は変わりますし、どうしても不安が消えないのであれば、専門医に相談をしてみるのも一策でしょう。

実際の専門医の治療では、症状に合わせた抗認知症薬を選択し、少量で処方するような薬物治療に、脳を活性させる運動や食事といった生活習慣の改善を併用することが多いようです。

私は、決して薬のすべてを否定しているわけではありません。でも、生活習慣の歪みが積み重なって生じた症状は、生活習慣そのものを見直さない限り、薬に頼るだけでは根本的な解決にはなりません。加齢も然りで、長年使い続けた組織や臓器は衰えていくもの。そこは受け入れていくしかありません。

加齢を病気としてとらえてしまうから、高齢者の薬はどんどん増えてしまうのです。

年をとれば、組織の機能は低下し、代謝も落ちて、ホルモンの分泌も減ってきますが、それでも年相応の活動に見合った働きはしてくれるでしょう。それなのに、血圧やコレステロール値を、働き盛りの人たちと同じ基準で考え、薬を使ってまで基準値内に調整する必要が本当にあるのでしょうか。

筋肉由来の若返り物質が、運動によって分泌！

認知症の予防には、自分で取り組める方法がたくさんあります。認知症疾患診療ガイドラインでも、薬物治療と同等のエビデンスが認められている防御因子として、適度な運動、食事の改善、余暇活動や社会への参加、認知トレーニングが挙げられています。最近では、**睡眠が認知症予防や周辺症状の改善に有効であることがわかってき**

コラム１

筋トレでMCIを克服した成田きんさん

ここで私の大好きなエピソードを紹介しましょう。それは、長寿で有名になった成田きんさんのことです。

きんさんは、100歳の時に1～10までを数えられなかったために、MCIと診断されました。当時のきんさんは、車椅子での生活でしたが、テレビで脚光を浴びるようになったことで、「車椅子は格好が悪い！」という理由で筋トレをはじめました。

すると、自分の足で歩けるようになり、MCIから見事に回復。1～10どころか、1～100までつかえずにいえるようになったそうです。その後、107歳で亡くなるまでに認知症の症状はなかったといいます。

このエピソードは、筋肉はいくつになっても鍛えられるということの証明でもあるのですが、運動が脳神経の機能回復にも有効だということを教えてくれています。

運動による効果１

マイオカインの分泌

運動により筋肉が収縮すると**「マイオカイン」**というホルモン様物質が分泌されます。2016年には、米国国立老化研究所などのチームが、**「筋肉の働きで記憶力が高まる可能性がある」**と発表。マイオカインの仲間である**「カテプシンB」**が増えた人ほど、記憶力テストの成績がよくなったことから、「カテプシンＢが海馬の神経細胞を増やしたのではないか」と考えています。

運動による効果２

オステオカルシンの分泌

岡山大学の研究では、骨に力をかけると新しく骨を作る細胞が増えるだけでなく、それらの細胞が**「オステオカルシン（若返り物質）」**というタンパク質を作るタイミングを早めることがわかりました。オステオカルシンは、骨から溶け出して全身の組織や臓器に働きかけるメッセージ物質として脳、精巣、筋肉、膵臓などに作用します。このことで記憶力のアップや、膵臓ではインスリンの分泌や感受性を促して、全身の糖代謝も調整するので、ダブルで認知症予防に役立ってくれそうです。

ました。

まず、運動には、脳神経の機能を改善して認知症予防に効果があると、多くの研究が裏付けています。米国イリノイ大学では、過去40年の研究を再検討し、「加齢による認知機能などの低下が、身体運動や有酸素運動によって減少し、脳の可塑性《かそせい》（機能の衰えた部分を他の機能が補う脳の能力）の維持にもつながる」ことを報告していますし、1時間ほどのウォーキングを週3回、1年間継続した高齢者は、20代のレベルまで脳活動が若返ったというレポートもあります。

その他の研究でも、1週間に10～15㎞歩く習慣を1年間続けた人は、13年後に認知症になる確率が50％減少。また、1年間に週3回の有酸素運動をした人たちは、記憶力のテストが約3％向上したなど、認知症予防や認知機能の維持のために、運動はかなり有効な方法であることは間違いないでしょう。

認知症予防に推奨されるのは、**散歩やウォーキングなどの有酸素運動です。「息がほ**

とんど弾まない、運動していても楽だと感じる程度」の強度で、1日30分、週に3回以上を目安にするといいでしょう。腰や膝などに痛みがある場合には、10分ずつ3回に分けて行ってかまいません。肝心なのは、継続することですから、「買い物がてら少し長い距離を歩く」「なるべく階段を使う」など、生活にうまく運動を組み込んでいくのもいい方法といえます。

アルツハイマー型では記憶をつかさどる海馬などでの血流低下が指摘されていますから、運動による脳の血流アップも推奨の理由の1つです。実際に、運動で筋肉細胞から放出されるホルモンが、脳の細胞死を抑制する「BDNF（脳由来神経栄養因子）」というタンパク質を増やすことが、研究によって明らかになりました。**海馬でたくさんのBDNFが分泌されることで、脳の萎縮が抑えられ、認知機能の維持にも貢献してくれることが期待できるのです。**

また、アルツハイマー型の原因物質といわれる**アミロイドβを分解する酵素である**

「ネプリライシン」も注目されています。ネプリライシンは、アルツハイマー型の発症前段階で発現や活性の低下が確認され、マウスを使った実験ではネプリライシンの発現や活性を高めると、脳内のアミロイドβが減ることが報告されています。

次世代の抗認知症薬への期待も高い酵素なのですが、**運動によってネプリライシンが活性化し、アミロイドβの蓄積を防ぐという報告もあります**から、これはかなりの朗報ではないでしょうか。少なくとも、薬の開発を待つよりも、せっせと運動をしてネプリライシンを増やした方が、認知症予防には現実的です。

実際、**筋肉は身体の中で老化をしない唯一の組織**ですから、散歩やウォーキングを習慣にすれば、何歳になっても筋肉を鍛えることができます。そのためには、背筋を伸ばして、腕をしっかりと振り、大きな歩幅で会話ができるくらいの速度で行うのを意識してください。

2つ以上の動きを組み合わせたプログラムが認知症予防に有効

運動だけでも認知症予防にはたくさんの効果がありますが、運動に計算やしりとりなどの認知課題をプラスして、頭を使いながら運動をするのが、**「コグニサイズ（cognicise）」**。英語のcognition（認知）とexercise（運動）を組み合わせた造語で、国立長寿医療研究センターが開発した認知症予防のプログラムです。

例えば、ウォーキングをしながら、しりとりをしたり、引き算をしたり、3の倍数の時には手を叩いたり。屋外の運動ではなく、椅子に腰かけて足踏みしながらでもかまいません。

さらに、身体の左右で別々の動きをする**「拮抗運動」**も、認知症予防のプログラムとしてよく活用されます。例えば、右手を握ってグーの形で前面に出し、左手はひざの上でパーの形に開くといった運動です。左右の違う動きを意識して繰り返すことで、脳の前頭前野が活性化するといわれています。いずれもお題はいろいろですが、簡単にクリアできては脳の活性には役立たないので、どんどん難易度を上げていきます。

こうした運動型の脳トレーニングは、実際にやってみると、かなり難しいものです。一緒にトレーニングをする仲間を作り、失敗しても笑いながら楽しく続けるのがコツ。笑うだけでも、幸せホルモンといわれるセロトニンがたくさん分泌されて、脳の刺激になりますから。

また、一度に2つ以上のことを同時に行う**「デュアルタスク」**を意識するだけでも、認知能力の向上には役に立ちます。デュアルタスクとは、電話をしながらメモをとったり、歩きながら会話をしたりすることですから、日常生活の中で当たり前のように行っている動作が少なくありません。

ところが、**認知機能が低下してくると、2つのことが同時にできなくなるのです。**会話に夢中になればメモがとれなくなり、メモをとることに集中すれば、相手の話が聞きとれなくなります。また、調理の手順がわからなくなり、複数の料理を同時に作れなくなることもあるでしょう。

2つの動作を同時に行う場合には、脳のさまざまな領域を使いますから、デュアルタスクを意識して行えば、脳の複数の領域を同時に活性化させることができ、認知能力の向上に役立つというわけです。

❖和食こそが、最強の認知症予防食に！

認知症予防には、食生活も肝心です。脳への血流を促し、脳の神経細胞を養い、溜まった不要物質を分解するような食事法や食材を選びたいものです。

認知症を予防するためには高血圧や糖尿病対策が基本になるでしょう。まず、高血圧対策では、上手に酸味や旨味を料理に取り入れる工夫をしながら、塩分の摂り過ぎに注意をしてください。また、糖質（炭水化物）や糖分の過剰摂取は、食後の高血糖を招いて血管を痛めつける原因になります。糖質の摂取をコントロールすることが第一で、次に食べ方の工夫が必要です。

最近では、**「ベジファースト」**という食べ方も定着してきたので、実践している人も多いかもしれませんが、野菜や海藻、キノコ類を最初に食べ、続いて魚や肉といったメインデッシュ、最後に米や麺類などの糖質類という順番で食べていく方法です。こうした食べ方によって、血糖値の上昇を緩やかにできます。

脳の神経細胞を養う目的で、注目したい食材についても説明しておきましょう。

食事と認知症の研究では、よく**「地中海食（野菜や果物、果実や全粒穀物、オリーブオイル、魚介類、赤ワインなどを中心とした食事）」**が取り上げられ、米国の研究ではアルツハイマー型の発症リスクが半減するという報告もあります。これらの食材には、抗酸化ビタミンやポリフェノールが多く、動脈硬化や認知症の要因となる酸化ストレスや炎症反応を軽減する働きがあるとされます。

実は、地中海食は和食との共通点が多く、東北大学の研究チームが、宮城県大崎保健所管内の65歳以上の住民（1万４４０２人）に対して5・7年間追跡調査を行った「大崎コホート研究」でも、魚、野菜や海藻類、漬物や大豆製品、キノコ類やイモ類などを中心とした「和食」スタイルの人たちは、他の「動物性食品」「高乳製品」の食事スタイルの人と比べて、認知症発症リスクが20％低下していることが報告されています。

「日本人はやっぱり和食がいい」のは、私としても納得ができること。「身土不二《しんどふじ》」という言葉があるように、身（身体）と土（環境）はひとつであり、切り離せないもの。その土地の食べ物が、その土地で暮らす人たちの栄養になるようにＤＮＡに刻まれているのは、当然のことではないでしょうか。

認知症予防に役立つ栄養素としては、青魚に含まれる**ドコサヘキサエン酸（DHA）**や**エイコサペンタエン酸（EPA）**が、脳にとって有益であるのはご存じの通りです。特にDHAは神経細胞の膜を柔らかくして機能を改善し、アルツハイマー型の原因物質が脳に沈着するのを防ぐ効果があるとされます。

また、野菜や果物に多く含まれるビタミン類では、抗酸化ビタミンといわれる**A・C・E**が文字通りのエース格。他にも、ホモシステインという神経を障害する物質を分解する**ビタミンB**も見逃せません。緑茶や赤ワインに含まれる**ポリフェノール類**にも、アルツハイマー型の原因物質の脳への沈着予防、神経保護作用が期待されます。

油脂類では、抗炎症作用で大人気の脂肪酸である**オメガ3系のエゴマ油やアマニ油**、ブドウ糖の代わりに脳のエネルギー源となるケトン体を作りやすくする**中鎖脂肪酸を含むMCTオイルやココナッツオイル**、脂質代謝を改善する**オメガ9系が中心のエクストラバージンオリーブオイル**などが注目されています。

こうした認知症予防の食事の知識は、食材選びや調理法を考える時に、ちょっと知っていると役に立ちます。また、楽しく食べてこその食事だということも、忘れないでください。

空腹の時間を作って、脳の不要物質をリサイクル

食事の話をしたので、「ファスティング（fasting）」についても触れておきましょう。ファスティングとは「断食をする」ことで、私の主宰する宇多川塾でも実践している人気企画の1つです。

昔から、「腹八分で医者いらず」「腹六分で老いを忘れる」「腹四分で仏に近づく」といわれるように、食べ過ぎは万病のもと。ファスティングが「メスを使わない最良のオペ（手術）」といわれるのも、過食が原因となる万病を改善することにつながるからでしょう。

ファスティングの効果としては、**「オートファジー」**や**「サーチュイン遺伝子」**のスイッチをONにすることが挙げられます。

オートファジーは、「オート（自分自身）」と「ファジー（食べる）」を組み合わせた造語で「自食作用」の意味です。病気や老化が進む背景には、体内の細胞機能の不具合がありますが、原因となるのは代謝などの過程で溜まる老廃物。**オートファジーとは、これらの老廃物を自分自身で分解し、新たに作り替える「リサイクル機構」のこと**です。

オートファジーがうまく機能しなくなった状態では、老朽化した細胞小器官や不要なタンパク質などが、細胞の中に溜まっていきます。アミロイドβやタウタンパクの蓄積が原因とされるアルツハイマー型、中脳の黒質の神経細胞が変性するパーキンソン病にもオートファジーのしくみが関与しているのではないかと考えられています。

また、オートファジー機構のスイッチを押すのが、サーチュイン遺伝子で「長寿遺伝子」や「若返り遺伝子」とも呼ばれています。サーチュイン遺伝子には、細胞を傷つける活性酸素の除去や細胞の修復、動脈硬化や糖尿病の予防、脂肪の燃焼、シミやシワを防止する作用があり、認知症予防にもかなり有効なのです。

本来は、人間なら誰でもが持っている遺伝子ですが、飢餓状態でないと働かないというところがミソ。**空腹状態こそが、遺伝子のスイッチをＯＮにする条件なのです。**

実際に、金沢医科大学で行われた研究では、１日の必要エネルギー量の25％をカロリー制限した生活を７週間続けたところ、サーチュイン遺伝子が作るサーチュイン酵素の量が４・２〜10倍も増えていることが確認されました。

消化活動はたくさんのエネルギーを使う作業ですから、ときには内臓を休ませることも必要だということです。

❖日常生活に刺激を加えることも健脳の秘訣

運動や食事の改善の他にも、積極的に趣味を楽しんだり、社会に参加したり、人との関わりを持ったりすることが、認知症予防には有効です。特に、**高齢になるほど積極的にそうした活動をすることが薦められています。**

厚生労働省による『認知症予防・支援マニュアル（改訂版）』では、「ボランティアグループなどへ参加する割合が高い地域ほど、認知症リスクをもつ後期高齢者の割合が少ない」という研究データが示されています。

また、「夫婦同居で子どもと週1回以上会う」「友人または親族と週1回以上会う」という人に比べて、「独り暮らしで子どもと週1回未満しか会わない」「友人または親族と週1回未満しか会わない人」は、認知症を発症する危険度が8倍も高いという報告もあります。こうした研究報告からも、人との関わりによって刺激を受けることが、認知症予防に重要であることがわかるでしょう。実際に、刺激の多い環境で飼ったラットは、単調で刺激の少ない環境で飼ったラットに比べて、脳の神経にアルツハイマー型の原因といわれるアミロイドβの沈着が少ないこともわかっています。

さらに、ＭＣＩの段階でとりわけ低下しやすい機能には、体験したことを覚えて思い出す**「エピソード記憶」**、複数の対象に対して注意を払う**「注意分割機能」**、計画して実行をする**「思考力」**があるといわれ、認知機能の回復には、これらの機能を刺激することが有効といえそうです。

そこで、エピソード記憶を高めるためにお勧めなのが、**日記をつけること。**日記を書くために、１日の出来事を振り返り、何を書くかを選び、自分の考えや思いを言葉にする必要があります。そして、指先を使って文字を書くことで、記憶の定着がより強固になります。これらの一連の作業によって、多くの脳の領域が効率よく活性されます。５行程度書くだけでもこうした効果が期待できるといいますから、備忘録やメモノのつもりで続けてみてはいかがでしょうか。

日記以外にも、音読をしたり、新聞などのコラムを書き写したりするのも、脳のトレーニングとして推奨されています。そして長続きのコツは、「できない日があってもOKとする」こと。自分にとって無理のないルールで行いましょう。

❖ 薬以上に効果がある「睡眠時間制限法」とは

運動や食事の見直し、積極的な余暇活動や社会参加が認知症予防に有効ですが、その次のカードとして睡眠が注目されています。特に、高齢者の3人に1人が睡眠に不安を抱えているといいますから、睡眠のしくみや役割、加齢に伴う睡眠の変化を理解しておくことはとても大切なことです。

不眠症対策に専門医が用いる**「睡眠時間制限法」とは、睡眠のしくみを学んで、そ**

れに応じて自らの睡眠を調整すること。高齢者の場合には、「若い頃と同じような睡眠」を求めがちで、睡眠の時間や質に対するこだわりや思い込みが、不眠につながってしまいます。ですから、高齢者の睡眠の特徴を理解したうえで1日を過ごせば、夜は自然に眠くなります。睡眠時間制限法には、睡眠薬以上の効果があるといいます。

では、高齢者の睡眠事情についてみていきましょう。まず、睡眠時間ですが、米国睡眠財団の推奨する睡眠時間は、高齢者では7～8時間です。でも、睡眠時間は個人差が大きく、**長時間睡眠型（ロングスリーパー）**や**短時間睡眠型（ショートスリーパー）**の人もいますから、高齢者では5～9時間の睡眠が許容範囲とされています。

高齢者の不眠には、**「寝つきが悪い（入眠困難）」「夜中に何度も目がさめる（中途覚醒）」「早朝に目がさめて二度寝ができない（早朝覚醒）」**といった訴えが多く、**こうした状態が2ヵ月以上続いた場合には、不眠症と診断されて睡眠薬が処方されます。**

でも、高齢者のこうした不眠は病気でしょうか。「寝つきが悪い」という人は、早く

年齢別に見た平均の睡眠時間

年齢（基礎代謝の低下）と共に眠れる時間は短くなります。特にシニア世代は、眠れる時間は6時間程度ですが、寝床にいる時間が長すぎると、不眠の原因となります。そこで、眠気が強くなるギリギリまで起きていて、朝は早めに起きましょう。熟睡感がアップします。

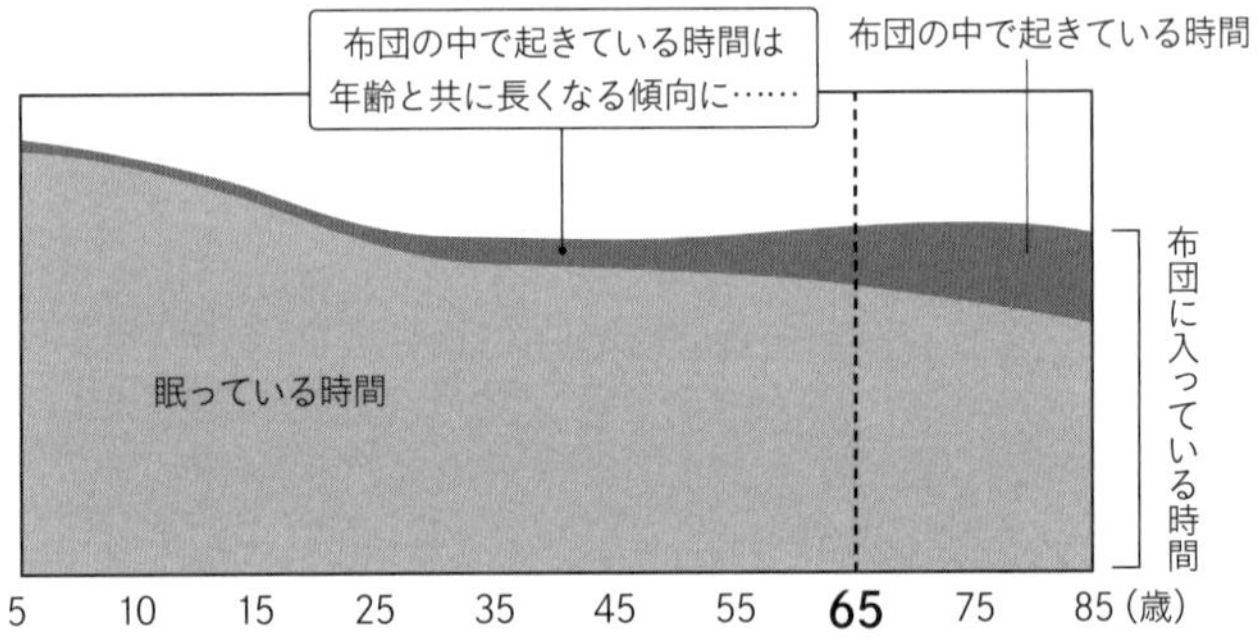

出典：『シニアのためのねむり読本。』2017年４月第３版（日本睡眠教育機構）

布団に入り過ぎてはいませんか。布団に入ってから、実際に眠るまでの時間が長過ぎるために「眠れない」と感じるので、眠くなってから布団に入るようにすれば寝つきの悪さが解消されるでしょう。

年をとれば、基礎代謝も低下してくるので、若い頃と同じように眠る必要はありません。朝起きて「疲れがない」と感じ、昼間の活動に問題がないのであれば、年相応の睡眠と考えて合格といえます。

脳にいい睡眠を作る体内時計のしくみ

次に、睡眠のしくみですが、私たちの身体には、「疲れたから眠る」という恒常性維持機構（ホメオスタシス）と、「夜になると眠くなる」という体内時計機構の２つのしくみが備わっています。２つのしくみが関連しながら、睡眠の質や量を調整しているので、高齢になって日中の活動量や運動量が減れば、夜はあまり眠くはなりません。

体内時計の周期は、１日が約25時間です。そのため、外部環境の時刻（１日24時間）に合わせなくてはなりません。体内時計のままで過ごしていたら、１日１時間ずつ遅れて、12日経つと昼夜が逆転してしまいます。そこで、外部環境の時刻に合わせて体内時計をリセットすることが必要で、それには**起床後に太陽の光を浴びることが有効**なのです。

そして、目から入る太陽の光を合図に体内時計がリセットされると、そこから14～

16時間後に睡眠ホルモンのメラトニンが分泌されて眠くなります。**眠るためには、メラトニンの分泌こそがカギになるのです。**

メラトニン分泌のタイマーは、起床時に太陽の光を浴びた時点で体内時計に設定されることを考えると「毎日同じ時刻に起きて、太陽を浴びる」ことが肝心。高齢になると、メラトニンの分泌は減ってくるので、そもそも眠くなりにくいわけです。

また、一晩の眠りには、深い眠り（ノンレム睡眠）と浅い眠り（レム睡眠）が交互に出現して、入眠直後は深い眠りを刻み、目覚めに近づくほど眠りは浅くなります。高齢者では深い眠りが減り、「睡眠は短く浅く」なります。ですから、尿意を感じたり、少しの物音がしたりするだけでも夜中に何度も目が覚めてしまうのです。

こうした**高齢者の睡眠傾向は、認知症になるとさらに顕著になり、重症者では1時間も続けて眠ることができなくなるといわれています。**夜に睡眠ができなければ、昼に寝ていることが増えて、昼夜が逆転。夜が活動的になるので「夜間徘徊」をしたり、朝になっても目が覚めずに意識がもうろうとした「せん妄」が起きたりするのです。

認知症の人には、夕方から寝るまでの時間帯に、**興奮したり、徘徊したり、奇声を上げたりするような異常行動が起きる「日没症候群」がみられることがありますが、これも体内時計の1日のリズムが不規則になっていることが原因**と考えられています。朝に太陽を浴びることが、こうした症状の改善に有効であることは多くの調査からも報告されています。

❖脳のゴミ除去システムは睡眠中に活性

近年になって、睡眠学の研究が進み、睡眠には脳の休息だけでなく、脳を修復・回復させる作用があることがわかってきました。

睡眠に関わる３つのホルモン

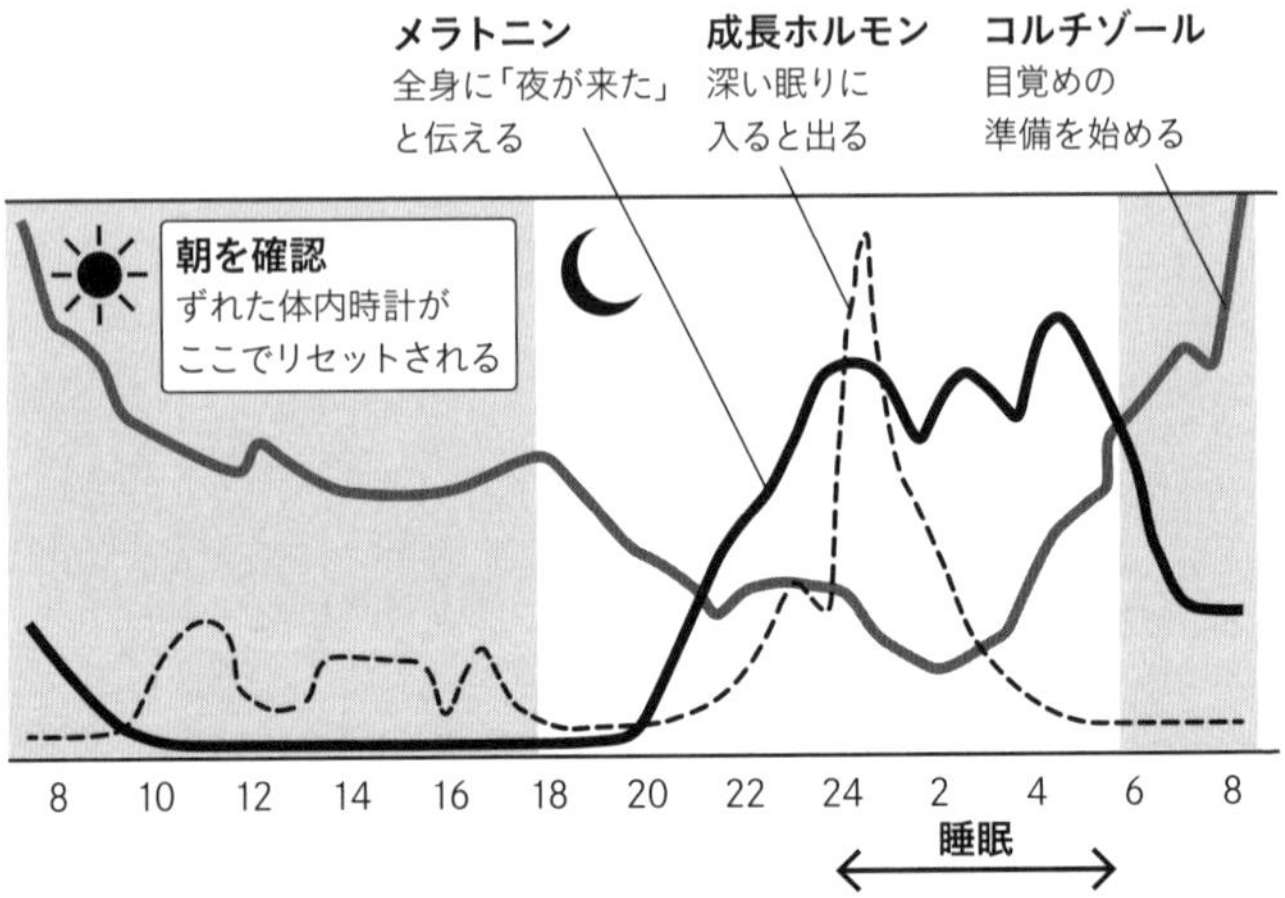

出典：日経ARIA「眠りとホルモンの深い関係　体内時計を整えてよい睡眠を」
https://aria.nikkei.com/atcl/cc/nh/100300009/121800009/

睡眠中には、先のメラトニンの他に、成長ホルモン、コルチゾールという3つのホルモンが分泌されます。

入眠時の深い眠りで分泌される成長ホルモンは、組織の修復や疲労回復に役立ちます。続いて分泌されるメラトニンには、抗酸化作用（攻撃性の強い活性酸素を除去する作用）がありますし、起床前に増えてくるコルチゾールは、覚醒に備えて体温や血糖値を上げる目覚めのホルモンです。

また、2013年には、**睡眠による**

認知症治療の可能性を期待させる「脳のゴミ除去システム」が米国で提唱されました。

脳細胞というと、情報伝達や処理を行うニューロンがよく知られていますが、他にグリア細胞があります。脳を若く保つためには、ニューロンだけでなく、グリア細胞の働きも重要なのです。

グリア細胞の働きのひとつが、脳の老廃物を掃除してくれるというもの。脳の老廃物というのは、細胞の死骸や異常なタンパク質で、正常な脳でもある程度存在して、若い脳ではグリア細胞がこれらを排出してくれているのです。このしくみを「グリンパティックシステム」といいます。実に興味深いのは、グリア細胞は覚醒時には、ニューロンの働きを邪魔しないように活動しないで、代わりにニューロンの活動が低下している睡眠時に活発化しているのです。

ですから十分な睡眠ができていないと、脳の老廃物が蓄積するということになります。アルツハイマー型認知症の患者さんの脳では、脳の老廃物を掃除する機能が低下していることがわかっています。

ニューロンとグリア細胞の関係

覚醒時

電気信号が生じてニューロンが膨らみ、グリア細胞はニューロンの隙間で大人しくしている。

睡眠時

ニューロンの働きが低下する代わりに、グリア細胞が活躍する。脳の掃除や栄養補給はこの間に行われる。

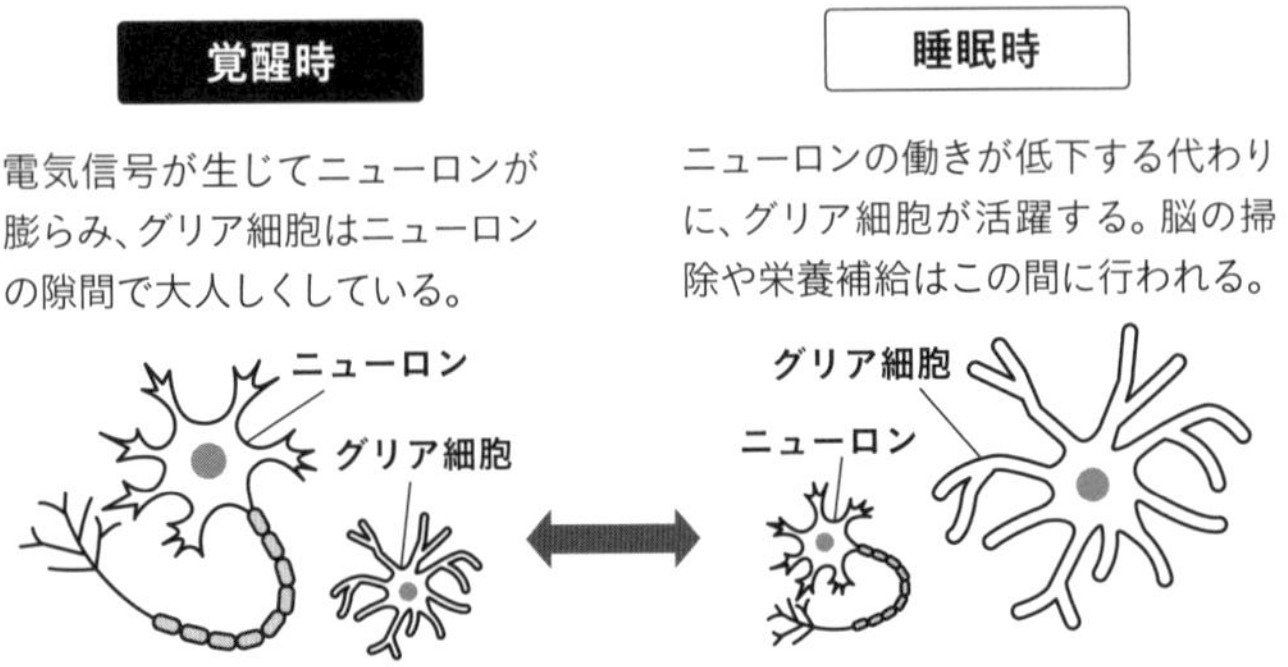

睡眠時に起きる脳の老廃物処理のしくみ

グリア細胞の一種であるアストロサイトは、睡眠時に脳脊髄液中にある老廃物を拾い集めて、動脈側から静脈側に排出する。脳脊髄液とは、脳と脊髄、そしてそれらを包む硬膜の間に存在するリンパ液のような無色透明な液体で、脳を守るクッションの役割をしている。

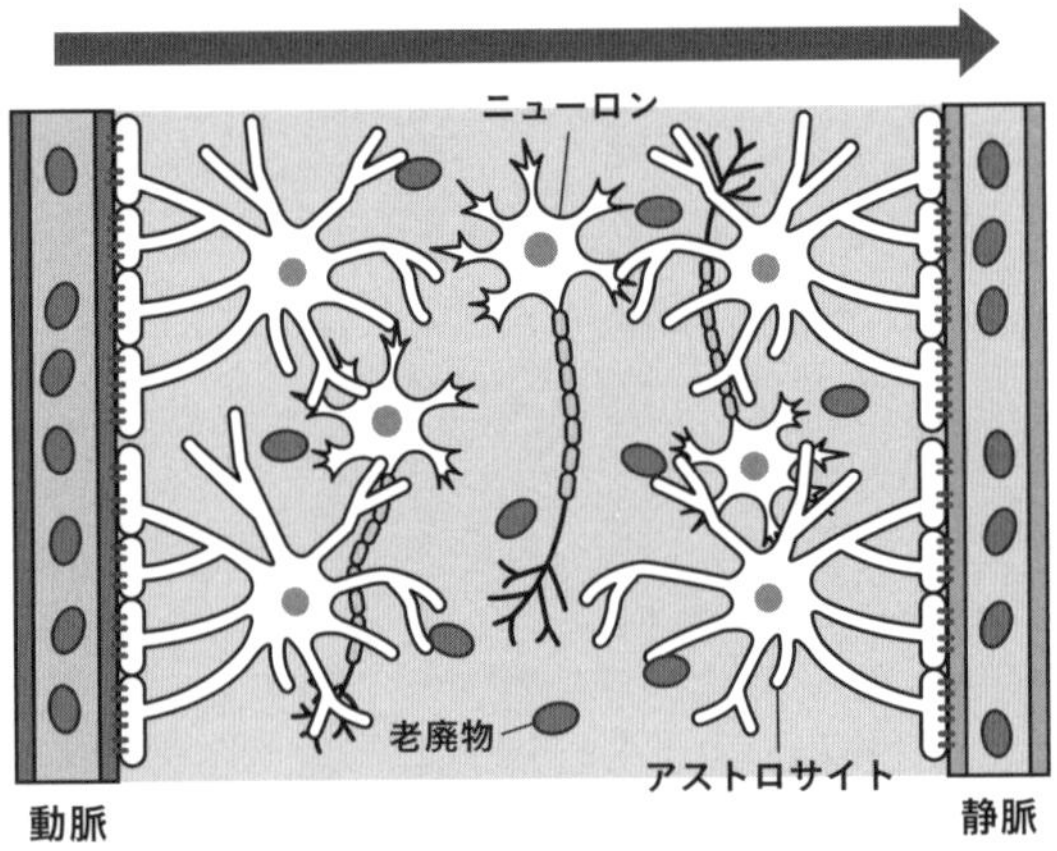

出典：『日経ヘルス』2023年冬号「新しい『脳の老化』の防ぎ方」参考

つまり、**若い時から睡眠不足の生活をしている人ほど、将来の認知症の発症リスクが高くなるということ。**実際に、睡眠と認知症の関係を調べたメタ解析（複数の研究の結果を統合した分析方法）では、不眠である人は認知症の発症リスクが１・51倍高まると報告されています。また、睡眠時間の短さが、アミロイドβの沈着に関係するという研究もあります。

さらに、適度な昼寝をとることが認知症予防になると推奨されていますが、この場合も55歳以下なら10～15分、56歳以上では30分までが原則。それ以上になると、認知症の発症リスクが２倍になるといわれますから、横にならずにソファに座るなどの体勢での昼寝がいいようです。

❖香りの刺激は0・2秒で脳まで到達する

私が認知症対策に期待しているのが、香りの力です。植物の精油を使った「芳香療法（アロマテラピー）」は、海外ではその有用性が医学的にも認められていますし、私自身もメンタルケアを含めた体調管理に、積極的に活用しています。

香りの情報が大脳辺縁系に到達するスピードは、わずか0・2秒。大脳辺縁系とは、この記憶や感情をつかさどる部分で、感覚器の中でも嗅覚だけはダイレクトに、この記憶の中枢に到達します。血液脳関門を通過して、神経細胞のシナプスを介したやり取りが必要となる薬とは、作用メカニズムにも大きな違いがあるわけです。

認知症に対する香りの効果は、鳥取大学医学部の浦上克哉《うらかみかつや》教授のグループの研究が知られています。浦上教授は、初期のアルツハイマー型に嗅覚異常を伴う症例が多いことから芳香療法に着眼し、介護施設に入所している高齢者を対象に、香りと認知機能の関係を研究調査しました。

研究の対象となったのは、アルツハイマー型、脳血管性、混合型の認知症を発症している人以外に、認知機能に問題のない人も含まれています。これらの人たちに対して、朝の9時〜11時には覚醒系のローズマリー&レモンの香りを、夜の19時半〜21時半には鎮静作用のあるラベンダー&オレンジの香りをディフューザーで散布して嗅いでもらいました。

この結果、認知機能が改善したのはアルツハイマー型の人たちで、特に軽度〜中等度の症状の人に有意な改善が認められたとしています。認知機能の中でも、経験したことや時間や空間、周囲の人を認識する「見当識障害」に改善が認められました。

研究レポートによれば、嗅覚が関連する脳の領域には、アルツハイマー型の初期に障害される海馬があることから、認知機能の低下と併せて嗅覚異常も生じるのではないかと考察されています。そこで、香りによる刺激が海馬における神経細胞の発生を促進し、認知機能が改善したのではないかということです。

この研究で調査の対象になった人たちには、血液検査や生化学検査などを含め、副作用はみられませんでした。また、ディフューザーを各部屋とラウンジにも設置したことで、介護者にも好影響があったことを追記しています。

こうした香りの力は、日本では医療行為としては認められていないのは残念な限りですが、認知機能に不安がある方はもとより、認知症の人の介護をする方たちのケアにも、副作用の心配がなく活用できるいい方法ではないでしょうか。

認知症の予防や認知機能の維持は、頑張るだけではつらいもの。香りでリラックスできることは、それ以上の効果をもたらしてくれるはずです。

第5章

認知症患者さんへの向き合い方

❖ 認知症という病気は恥ですか？

アルツハイマー型をはじめとして、どの認知症も進行性の病気です。症状が進行するにつれて認知機能の低下が進み、だんだん自分の身の回りのこともできなくなりますから、本人の不安やつらさはもちろんのことですが、介護者の苦労は計り知れません。私にも、夫の祖母や義父母の認知症介護の経験がありますから、その過酷さは身につまされるようです。

介護者にとっての苦労は、認知症の人の食事や入浴、排泄物の処理などの世話だけでなく、徘徊があれば夜中でも探しに出なければなりませんし、何度も同じ話を聞かされたり、病気による妄想からなじられたり。それは、身体的にも精神的にも酷な役目ですから、介護うつを発症する人も少なくありません。

私も認知症を発症する以前の義父の毅然とした姿や義母の聡明さが記憶にあるだけに、本来の人格がだんだん遠のいていく姿を見続けていくことがつらくなかったといえば嘘になりますが、それを恥であるとは一度も思いませんでした。

日本人の感覚の中には、認知症をタブーとして隠す傾向があるのは否定できないところでしょう。ガンになったり心筋梗塞になったりと命に関わる病気なら、家族の一大事として周囲に知らせることにさほど抵抗はなくても、なぜか認知症に関しては、家のタブーのような空気になります。

認知症は誰でも発症する可能性がありますから、決して恥ずかしい病気ではありません。私の場合は周囲の人たちにも状況を知ってもらい、受けられる社会的なサポートは積極的に受けました。そうすると、徘徊している姿を見かけた近所の人から連絡があるなど、急場を助けてもらったことが何度もあります。

なかなかそうした踏ん切りがつかずに、認知症を隠して特定の人だけが介護を背負いこむと、社会から見えないところでの虐待が起こるケースも少なくありません。

住み慣れた地域で最後まで暮らす環境作りが進行中

認知症の介護者にとっては、**「地域包括ケアシステム」**が大きな助けとなります。日本のような超高齢化社会では、健康で元気に年を重ねたいとは誰もが願いますが、現実には高齢になるほど介護や支援が必要な人が増えてきます。2020年には、要介護・要支援認定者数が全国で668万人を超えていますし、少子化、核家族世帯の増加で今後は独居の高齢者も増える一方でしょう。

さらに2025年には団塊世代が75歳以上を迎えます。介護を必要とする人が増えるのに対して、介護を提供する側は慢性的な人手不足で介護施設は全国的にも不足状態。そこで、「介護の場を施設から住宅へ」「介護サービスの主体は国から自治体へ」という移行が進められており、その方策が地域力を重視した地域包括ケアシステムなのです。

コラム２

高齢者虐待の約8割は認知症患者

厚生労働省の調査では、高齢者に対する虐待は年間に1万7078件（2017年）。この数字は家族による虐待で、超高齢化社会の闇のような問題です。

虐待の内容も多岐にわたり、暴力だけでなくベッドに拘束したり、薬を過剰に飲ませたりする「身体的虐待」、介護放棄などの「ネグレクト」、暴言や無視、威圧的な態度で接する「心理的虐待」の他に、本人の了解なしに金銭や財産を使う「経済的虐待」や「性的虐待」も報告されています。

そして、虐待を受けている高齢者の約8割が認知症です。その原因には、認知症による言動の混乱や自立性の低さなどが挙げられますが、もともとの本人の性格やこれまでの確執、合併している病気や障害などが複雑に絡み合っているようです。

虐待をする介護者の側にも、介護疲れや介護に対する知識不足、経済的な事情などがあり、本人は虐待をしている意識がないことも少なくありません。また、家庭内で虐待が起きる場合には、息子や夫などの男性が介護を担っているケースが目立ちます。

男性の場合は、家事や介護に不慣れなこと、SOSが出せずにストレスが溜まりやすい傾向があるようです。実際、介護者の4人に1人が「介護うつ」を発症しているという報告もあります。原因には、精神的なストレスや肉体的な負担、他に協力者がいない場合の孤立感、燃え尽き症候群の他、経済的な負担も深刻です。

決して1人で抱え込まずに、周囲や地域にSOSを発信してください。最近では、自治体や地域ボランティアが主催する「認知症カフェ」や「介護者の集い」などがありますから、こうしたところから参加するのもおすすめです。

「地域包括ケアシステム」のしくみ

地域包括ケアシステムにおいては、住み慣れた地域でさまざまな生活課題を解決していくことが求められます。

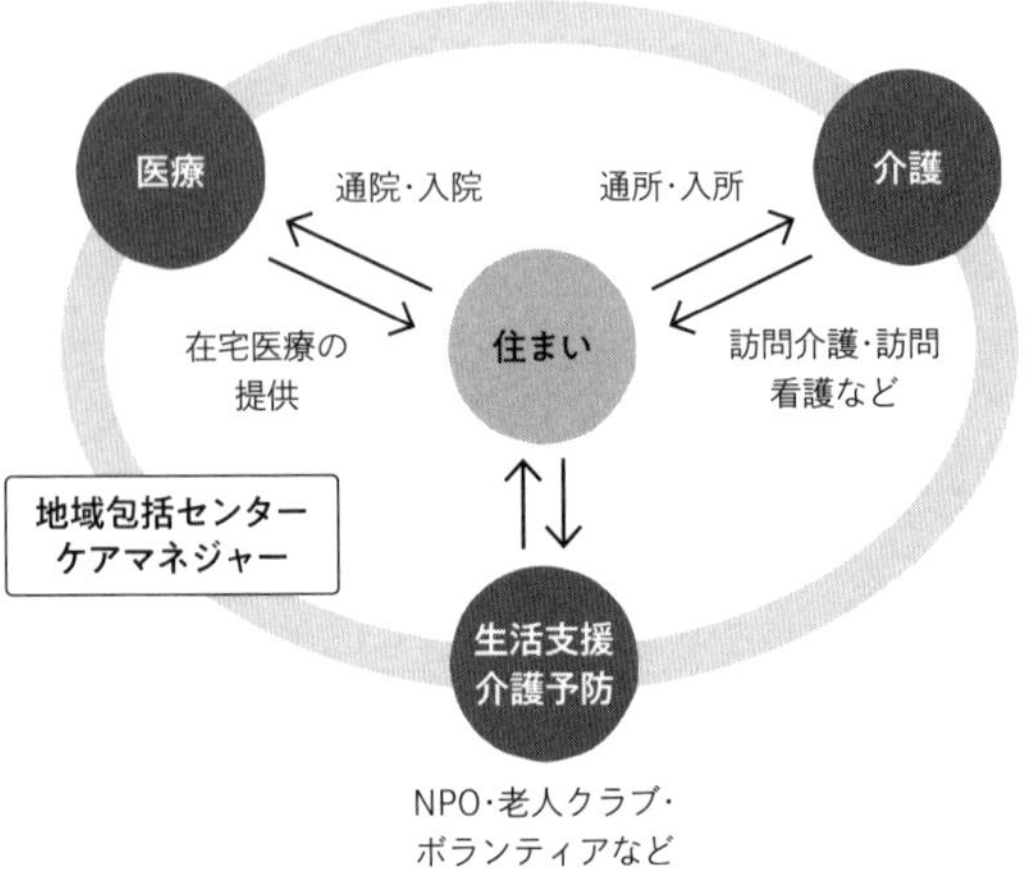

「介護が必要な高齢者に対して、住み慣れた地域で自分らしい生活を最期まで送れるように、地域全体でサポートし合いましょう」というのが地域包括ケアシステムですが、厚生労働省では団塊の世代が75歳以上となる2025年をめどにシステム整備を進めるとしています。そのしくみは上図を参照してください。

地域包括ケアシステムを構成するのは、「医療・看護」「介護・リハビリテーション」「予防・保健」「生活支援・福祉サービス」「住まいと住まい方」の5つの要素です。

さらに、4つの「助」として、自分の健康管理につとめる「自助」、介護保険や社会保険など制度化された相互扶助である「共助」、知り合い同士で自発的に助け合う「互助」、生活保障制度や社会福祉制度などによる「公助」があり、5つの要素と4つの助はすべてが連携しています。こうした地域包括ケアシステムの拠点となるのが「地域包括支援センター」。保健師、社会福祉士、主任ケアマネジャーがいて、介護や医療、福祉や健康などについてさまざまな相談受付、情報の提供をしてくれたりします。

このシステムの整備で、以前はバラバラに行われていた医療と介護が連携され、医療が必要な重度の要介護者でも、自宅でケアができるようになりました。認知症に対しても、患者さん本人や介護者を孤立させないように、認知症の正しい知識を持つ「認知症サポーター」が、地域の中での認知症サポートにつとめています。

この地域包括ケアシステムの重点ポイントは、**「介護予防」**。つまり、介護が必要となる以前の取り組みで、「寝たきりにならないための身体作り、いきがい作り」です。

要介護とならないためには、筋力や認知機能など心身の活力が虚弱となる「フレイル」を予防することが肝心です。フレイルの入口ともいわれる、「サルコペニア（全身の筋力低下）」や「ロコモティブシンドローム（運動器の障害）」の段階から予防するために、高齢者には積極的に、介護予防イベントやボランティア活動、趣味のサークルへの参加を呼びかけています。元気な高齢者なら、介護する側のスタッフの1人というわけです。医療や福祉と連携した介護システムは、各自治体が積極的に進めていますから、介護はもはや1人で抱え込むことではないのです。

❖家族に認知症の兆しがあったら、すべきことは？

家族に認知症やＭＣＩの疑いがある場合の対応も心得ておきましょう。

老化による物忘れは、「昨日の夕飯は何を食べたかな」というものですが、認知症が疑われる場合は、食べたことそのものを忘れてしまいます。

そこで、日常生活の会話の中で、「明日の歯医者の予約は何時からだっけ」とか「お土産の和菓子をくれたのは誰だっけ」というように、それとなく記憶や認知機能をチェックしてみるのもいいかもしれません。

特に、**アルツハイマー型では、短期の記憶があいまいになる**ので、最近の出来事にポイントを絞って質問してみることです。本人も参加した冠婚葬祭のように、強く記憶に残りやすい出来事の記憶があいまいになっていたら要注意でしょう。

そして、受診の必要性を感じても、無理強いは禁物です。「物忘れ外来」の看板のある専門科であれば、受診というより予防相談の形で応じてもらえるので、「予防のため」という理由で受診を促してみるといいかもしれません。

認知症は進行性の病気ですから、本人がしっかり自分の意見を伝えられる段階で、「なるべく薬を使いたくない」「あの先生に治療を受けたい」というような治療方法や生活の対応についての意志確認ができれば、それに越したことはありません。

日本では、認知症と診断されると薬物治療がスタートしますが、フランスでは次項からの**「ユマニチュード（Humanitude、人間らしさ）」**という非薬物治療を選択し、大きな成果をあげています。

❖ 非薬物治療の切り札となるユマニチュード

ユマニチュードとは、語りかけや目線、身振りや優しいタッチなど、人間的な感覚を活用したコミュニケーション法です。１９７９年に、イヴ・ジネストとロゼット・マレスコッティという２人のフランス人によって提唱された新たな認知症ケアの方法です。２０１２年には提唱者の２人が来日し、国立病院機構東京医療センターで日本人の認知症患者へのケアが行われました。それ以降、同センターでは定期的なユマニチュード研修がスタートし、全国へと広がっています。

ユマニチュードは、ケアされる人とケアする人との「絆」を作ることがケアの中核とされ、**「見る」「話す」「触れる」「立つ」という４つの技術を基本**として、１５０パターンもの具体的なケア技術が体系化されています。薬を使わない認知症ケアの切札として世界中の介護の現場で活用されていますが、家庭での介護にも応用できる技術なので、ぜひ知っておいてください（１７８〜１７９ページ参照）。

まずユマニチュードでは、ケアする立場の人を「心身に問題を抱える人をケアするプロ」と定義づけ、「心身の回復を目指す」「機能維持につとめる」「最期まで寄り添う」という３つの目的を果たすためのトレーニングが必要になります。

この３つを家庭でのケアに応用するための心得は、次のようなものです。

●心身の回復を目指す

介護される人が寝たきりの場合には、筋力が低下したり、関節可動域が狭くなったりすることが症状の悪化につながっていきます。身体を起こすことができるのであれば、起こした姿勢で身体を拭くなどして、機能回復につとめてください。

●機能維持につとめる

身体機能を少しでも維持するためには、毎日の少しずつの身体活動の積み重ねが肝心。車椅子生活をしているような人でも、なるべく歩く機会を作ることです。

●最期まで寄り添う

介護される人の回復が難しくなったら、できるだけ穏やかに最期の時を迎えられるように、寄り添ってあげてください。

3つの目的を果たしていくためには、認知症の人との信頼関係を築く必要があります。認知機能の低下によって介護を拒否する態度をとる人もいますが、そうしたケースでも介護する意図をじっくりと丁寧に伝えていくべきでしょう。

ユマニチュードのこうした方法によって、認知症の人が見せる攻撃的な発言や態度が和らいで、表情も穏やかになることは、介護する側にもメリットが大きいはずです。

ユマニチュードを認知症治療に採用しているフランスからは、認知症の人に処方される**向精神薬の使用量が減少したり、介護スタッフの離職率が低下したりという調査報告が届いています。**

こんな成果を知ると、認知機能の低下やさまざまな症状に、次々と薬を追加することは、果たして治療として有効なのかと首を傾げざるをえません。

認知症の介護は、確かに苦労が絶えませんが、ユマニチュードのような人間的な介護のスタイルは、家庭での介護にも役立つはずです。薬頼みの治療から、こうした方法の可能性を試すことで、介護する側のストレスが少しでも軽減されるなら、理想的といえるのではないでしょうか。

①ユマニチュードの基本となる４つの柱の意味とコツ

ユマニチュードの基本的な４つの技術である、「見る」「話す」「触れる」「立つ」について、それぞれのアクションの意味と具体的なやり方は、次の通りです。

見る

相手と平等な関係であることを伝えるには、同じ高さから目線を合わせることがポイントです。**目線を合わせる時には、正面から対峙して、できるだけ長く目と目を合わせてください。**愛情を伝えるためには、0.5秒以上見つめ合うことが必要とされます。

話す

優しくゆっくりと話しかけてください。もし、話しかけても相手の反応がない場合には、「左腕を上げてみますね」というように、介護する側の具体的な動作を実況中継するように、**動作と言葉を連動させて伝えます。**このアクションは、介護を受ける人にとっては、**「自分の存在」を認識する機会になる**といいます。

触れる

認知症の人を驚かせないように、デリケートな心配りが必要です。動作はやさしく丁寧に、そっと触れること。そのさいには、**接触する皮膚の面積を広くするように広い範囲を触ることが安心感につながります。**また、手や背中は敏感な部位なので、ここからアプローチすると「ビクッ」とされることがあります。これを避けるためには、身体の中でも比較的鈍感な**肩や腕から触れていくとスムーズにいきます。**

立つ

寝た状態から見る空間は刺激の乏しいものです。**無理をしない範囲で身体を起こして座るように促してください。**それだけで、周囲の空間が立体的になり「自分が存在している」感覚が強くなります。さらに、立ちあがることができれば、縦方向にも空間が広がるので、より強く自分の存在を意識付けることができるでしょう。また、身体的にも立つという動作によって血流が活発になるため、循環器や呼吸器の機能も活性化し、関節や骨も強化されます。床ずれの予防にも役立ちます。

②ユマニチュード・ケアに必要な5つのステップの心構え

ユマニチュードの基本的な4つの動作の意味とコツがわかったら、あとは具体的なケアを実践してみましょう。ここでも、プロの介護者が身につけるトレーニングが参考になります。

1 出会いの準備

入室には3回ノックと3秒の待ち時間

介護を受ける人の部屋に入るさいには、相手に届くように3回ノックをして3秒待つのが、ユマニチュードのルールの1つ。返事がなければ、再度3回ノックをして3秒待ってください。この**「3秒待つ」という時間こそが肝心で、認知症の人にとっては脳が活性化する水準を少しずつアップさせる作用があるといいます。**

2 ケアの準備

まず話しかけを！

実際のケアに入る前に「ケアの準備」という前段階を設けることで、介護を受ける人とのいい関係を築くことができるといいます。話しかける時には、正面から目を合わわせてゆっくりとポジティブな言葉を選んで、ケアする意図を伝えてください。**ケアの前の準備段階によって、認知症の人の攻撃的な態度が７割も減少したという報告があります。**

3 知覚の連結

言葉と行動をソフトに同調させること

「あなたを大切に思っています」という意図を伝えるためには、**言葉と行動が一貫していることが大切です。**実際の介護では、見る、話す、触れるといった要素を2つ以上同時に行っていきますが、それらはすべてが同調している必要があります。「背中を拭きますよ」「気持ちがいいですか」と笑顔で優しく声がけしたら、言葉と同じように優しくソフトなタッチで触れていきます。

4 感情の固定

ケア終了後には、いい感情を記憶させる

ケアを受けたことが「心地良かった」というプラス感情として記憶してもらうためには、ケア終了後の声かけが有効です。「ケアに協力してくれてありがとう」と感謝し、「気持ち良かったですね」とメッセージを伝えてください。「気持ちが良かった」「ケアができてうれしい」という感情を共有できると、次のケアの時間も楽しみになります。

5 再会の約束

最後に次のケアの約束を忘れずに

「また来ますね」と伝えても、認知機能の低下がある人は約束を忘れてしまうかもしれません。でも、**いい感情は記憶として残りますから、最後の仕上げには、次の約束を言葉で伝えてください。**メモにして残してくことができれば、何度もメモを見ることで、喜びや楽しみという「感情」が再燃し、次のケアがスムーズになります。

おわりに

いつのまにか、人生100年時代になりました。ついこの前までは80年だったので、20年延長されたことになります。「さすがに日本は、長寿大国」と浮かれている場合ではなく、これをリアルに読み解くと、延長された20年は病気との共存を覚悟しなくてはならないということです。ガン、脳卒中や心筋梗塞などの血管病かもしれませんし、本書のテーマである認知症は、その最有力候補でしょう。

こうした病気になると、日本の医療制度では、はじめから薬物による治療が開始されます。ガンや脳卒中と違って、認知症はいまだ原因が明らかになっていない病気ですが、それでもガイドライン通りに抗認知症薬が第一選択肢とされます。病気と共存する覚悟の中には、**「自分の意志で治療を選択する」という意味も含まれているのです。**

本書でも説明していますが、毎日欠かさず飲んでいた持病薬やドラッグストアで買っている常備薬が、延長された20年の間に認知症を発症させる原因になるかもしれません。さらに、認知症の症状が進行したり、新たな周辺症状が現れたりしたら、別の薬が追加される日本の認知症治療は、どこか変だとは思いませんか。

抗認知症薬というのは、どう使おうと、いくらでも逃げ道がある薬なのです。

薬を服用している本人は、薬による体調の不良や症状の悪化を申告することができなくなりますから、薬のせいなのか、症状そのものが進行したのかは、誰にもわかりません。「薬を使っていなければ、もっと症状が悪化していました」という医師の言葉は本当でしょうか。その言葉に対して「先生のおかげです。ありがとうございます」と心から感謝の言葉がいえますか。

ガンや脳卒中、認知症も、そのすべてが生活習慣に由来する病気ですから、最も有効な処方箋は、適度な運動をして、バランスのいい食事をして、しっかり睡眠をとり、人生を楽しむこと。その上で認知症を発症したのなら、その時には病気を受け入れることも覚悟すべきかもしれません。

第5章では「ユマニチュード」という、薬を使わない治療が好成績をあげていることをお話ししました。悔いのない人生最期の20年のためにも、認知症について正しい知識を持つこと、そして、治療を医師まかせにしないことが大切なのではないでしょうか。

認知症や薬のしくみについての知識があれば、医師にとって手ごわい患者となれるはず。薬を安易に使わず、病気以前に人として尊重してくれる医師や治療を選択するために、本書がその一助になることを願いペンを置きます。

宇多川久美子

参考文献

宇多川久美子『長生きするのに薬はいらない』(青春出版社)
髙瀬義昌『認知症、その薬をやめなさい』(廣済堂出版・健康人新書)
浜六郎『飲んではいけない認知症の薬』(SBクリエイティブ・SB新書)
河野和彦監修『ぜんぶわかる認知症の事典』(成美堂出版)
三宅貴夫『認知症ぜんぶ図解』(メディカ出版)
徳田正武『よくわかる認知症と薬のQ＆A』(メディカ出版)
宮崎総一郎、浦上克哉『睡眠からみた認知症診療ハンドブック』(全日本病院出版会)
宮崎総一郎『万病をふせぐ眠り方』(サンマーク出版)
本田美和子、イヴ・ジネスト、ロゼット・マレスコッティ『ユマニチュード入門』(医学書院)
『認知症施策の総合的な推進について(令和元年)』厚生労働省老健局

参考HP(参照日2024年10月20日)

▷ Alzheimer's Association
注意すべき10のポイント
https://www.alz.org/asian/signs/10_warning_signs.asp?nL=JA&dL=JA
▷ EPARKくすりの窓口
精神科医が16種類の精神安定剤(抗不安薬)について徹底解説！(2024.7.19)
https://www.kusurinomadoguchi.com/column/type-of-tranquilizer-3807/
▷若年性認知症ハンドブック(改訂版)厚生労働省
https://www.mhlw.go.jp/content/000521132.pdf
▷ Dr.和のフーテン医者日記
抗認知症薬の増量規定撤廃から1年
http://blog.drnagao.com/2017/06/post-5836.html
▷認知症ねっと
https://info.ninchisho.net/
▷日本神経学会
認知症疾患診療ガイドライン2017
https://www.neurology-jp.org/guidelinem/nintisyo_2017.html
▷認知症フォーラム.com
https://www.ninchisho-forum.com/
▷認知症予防専門士からのお便り(株式会社ブレインメイトのサイト内)
https://brain-mate.com/ninchisho/letter01.php
▷みんなの介護
https://www.minnanokaigo.com/

著者 宇多川久美子（うだがわ・くみこ）

1959年千葉県生まれ。明治薬科大学卒業。薬剤師・栄養学博士（米AHCN 大学）。一般社団法人「国際感食協会」代表理事。（有）「ユアケー」代表取締役。NPO法人「統合医学健康増進会」常務理事。医療の現場に身を置きながら薬漬けの治療法に疑問を感じ、「薬を使わない薬剤師」を目指す。現在は、自らの経験と栄養学・運動生理学等の豊富な知識を活かし、感じて食べる「感食」・楽しく歩く「ハッピー☆ウォーク」を中心に、薬に頼らない健康法を多くの人々に伝えている。主な著書に『それでも「コレステロール薬」を飲みますか？』『睡眠薬　その一錠が病気をつくる』『血圧を下げるのに降圧剤はいらない』『「第三の脂肪」撃退！糖尿病を不治の病にしない最強の方法』（共に小社刊）他、著書多数。

宇多川久美子オフィシャルサイト https://kanshoku.org/

※本書は2021年1月刊行の『薬を使わない薬剤師が教える　薬になるべく頼らず認知症とつきあう方法』（小社刊）を改題し、加筆修正したものです。

Staff　アートディレクション　尾崎文彦（tongpoo）
ブックデザイン　目黒一枝、島崎未知子（tongpoo）
編集協力　松井和恵
編集制作　早草れい子（Corfu企画）

薬を使わない薬剤師が教える

常用薬　その一錠が認知症をまねく

2024年11月20日　初版印刷
2024年11月30日　初版発行

著　者　宇多川久美子
発行者　小野寺優
発行所　株式会社河出書房新社
〒162-8544　東京都新宿区東五軒町2-13
電話　03-3404-1201（営業）
03-3404-8611（編集）
https://www.kawade.co.jp/

印刷・製本　TOPPANクロレ株式会社

ISBN978-4-309-29456-8
Printed in Japan